MW00508959

SOFORTHEILUNG DURCH DMSO

Erprobte Anwendungen und dringend notwendiges
Praxiswissen für den sicheren Umgang mit
Dimethylsulfoxid

Ulrich Bergmann

© Copyright 2021 - Alle Rechte vorbehalten.

Der in diesem Buch enthaltene Inhalt darf ohne direkte schriftliche Genehmigung des Autors oder Herausgebers nicht reproduziert, vervielfältigt oder übertragen werden.
Unter keinen Umständen wird dem Verlag oder Autor die Schuld oder rechtliche Verantwortung für Schäden, Wiedergutmachung oder finanziellen Verlust aufgrund der in diesem Buch enthaltenen Informationen direkt oder indirekt übertragen.

Rechtliche Hinweise:
Dieses Buch ist urheberrechtlich geschützt und nur für den persönlichen Gebrauch bestimmt. Ohne die Zustimmung des Autors oder Herausgebers darf der Leser keinen Inhalt dieses Buches ändern, verbreiten, verkaufen, verwenden, zitieren oder umschreiben.

Haftungsausschluss:
Die in diesem Dokument enthaltenen Informationen dienen nur zu Bildungs- und Unterhaltungszwecken. Es wurden alle Anstrengungen unternommen, um genaue, aktuelle, zuverlässige und vollständige Informationen zu liefern. Es werden keine Garantien jeglicher Art erklärt oder impliziert. Die Leser erkennen an, dass der Autor keine rechtlichen, finanziellen, medizinischen oder professionellen Ratschläge erteilt. Durch das Lesen dieses Dokuments stimmt der Leser zu, dass der Autor unter keinen Umständen für direkte oder indirekte Verluste verantwortlich ist, die durch die Verwendung der in diesem Dokument enthaltenen Informationen entstehen, einschließlich, aber nicht beschränkt auf Fehler, Auslassungen oder Ungenauigkeiten.

Inhaltsverzeichnis

Einleitung: Was ist DMSO?

Dimethylsulfoxid, abgekürzt DMSO, ist ein Lösungsmittel und alternatives Heilmittel, das sich bei einer Vielzahl von Erkrankungen, vor allem aber in der Schmerztherapie, einsetzen lässt. Es handelt sich dabei um eine natürliche organische Schwefelverbindung, die im Rahmen der Zellstoff- und Papierherstellung entsteht und sich aus Holzbestandteilen zusammensetzt.

Trotz seiner hohen Wirksamkeit und dem großen Potenzial wird die wasserhelle, geruchlose Flüssigkeit bisher weitestgehend von der Wissenschaft und Pharmaindustrie gemieden. Dabei könnte die Substanz viel Positives bewirken. Menschen, die mit chronischen Schmerzen zu kämpfen haben oder an den Nachwirkungen eines Unfalls leiden, aber auch Personen mit Hautproblemen und anderen Erkrankungen, profitieren von dem Lösungsmittel. DMSO vereint verschiedene Heileigenschaften: Unter anderem wirkt es antibakteriell, antiviral, antientzündlich und schmerzlindernd. Die Herstellung von DMSO ist einfach und kostengünstig. In Deutschland ist die Substanz in einigen rezeptpflichtigen Salben als Inhaltsstoff enthalten, als eigenständiges Medikament wird es derzeit jedoch nicht vertrieben. Viele Menschen, die sich durch die klassische Allgemeinmedizin im Stich gelassen fühlen und verzweifelt nach einem Medikament suchen, das ihnen hilft, hören immer wieder von DMSO.

Das alternative Heilmittel ist im Handel erhältlich, muss aber ohne ärztliche Begleitung eingenommen werden. Da stellt sich bei vielen die Frage, ob sie es wagen sollten, das Mittel zu verwenden, oder nicht. Zumal DMSO Kontroversen hervorruft und nicht von jedem als sinnvolles Heilmittel beschrieben wird. In diesem Buch geht es darum, aufzuklären und Ängste zu nehmen. Auch wird sich mit der Kritik an DMSO auseinandergesetzt und die Wirksamkeit wissenschaftlich belegt. Denn DMSO sollte als natürliches Heilmittel in keiner Hausapotheke fehlen. Die Anwendungsmöglichkeiten sind einfach zu vielfältig, als dass dieses Mittel ignoriert werden sollte. Natürlich hat DMSO, wie jede andere Arznei auch, Nebenwirkungen. Allerdings sind diese sehr gering und selten. Sie werden in diesem Buch dennoch ausführlich beschrieben. Zudem finden Sie umfassende Beschreibungen zur Dosierung und Medikation und lernen, wie sich DMSO in Eigenverantwortlichkeit bei verschiedensten, vor allem schmerzhaften Erkrankungen einsetzen lässt.

Dieses Buch richtet sich an alle, die sich für alternative Heilmethoden interessieren und sich mit dem Thema DMSO auseinandersetzen wollen. Wer die Substanz für sich selbst entdecken will, erhält einen Überblick über Kauf, Lagerung, Wirkungsweise, Anwendung und Dosierung, aber auch über Wechselwirkungen und Kontraindikationen, die man kennen sollte. Ein DMSO-Präparat ist möglicherweise genau das Heilmittel, das den Schmerzen und Entzündungen endgültig ein Ende bereitet oder zumindest die Symptome um ein Vielfaches lindert, sodass das Leben wieder Freude und Spaß macht und Einschränkungen im Alltag kein Thema mehr sind.

Dieses natürliche Heilmittel kann für ein gesundes und schmerzfreies Leben sorgen, sodass sich wieder auf die positiven Seiten des Lebens konzentriert werden kann. Nun viel Spaß beim Lesen!

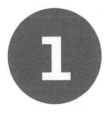

Alternatives Heilmittel DMSO: Tausendsassa mit vielseitiger Anwendung

Die Heilsubstanz DMSO wurde in den späten 1960er-Jahren von Medizinern und der Pharmaindustrie entdeckt und direkt als Wundermittel bezeichnet. Der Grund für das starke Interesse und die Bezeichnung als Wundermittel waren die vielfältigen Heileigenschaften.

- DMSO hat die größte Bandbreite an Anwendungsmöglichkeiten, die bei einer einzelnen Substanz gefunden wurde. Deshalb ist es bei vielfältigsten Beschwerden verwendbar.

Doch nach einem fulminanten Start wurde DMSO wieder vom Markt genommen, da es zu diesem Zeitpunkt noch nicht ausreichend erforscht war. Es war zudem gerade die Zeit der großen Arzneimittelskandale – man denke an Contergan –, sodass die Angst vor möglichen Langzeitnebenwirkungen groß war. Das „Wundermittel" verschwand von der Bildfläche und führte danach ein Schattendasein. In den letzten Jahren erhielt die Substanz allerdings wieder mehr Aufmerksamkeit. Viele Patienten, die unter chronischen Schmerzen litten, probierten das Lösungsmittel als alternative Medizin aus. Mit Erfolg! Zum Teil konnten sie damit Beschwerden lindern und sogar heilen, die sich mit keinem anderen Mittel therapieren ließen. Für Patienten mit Krankheiten wie Arthritis, Arthrose, Sportverletzungen,

Infarkten und Schlaganfällen hat sich das natürliche Lösungsmittel sogar als wahrer Segen erwiesen.

Der Stoff, der bei der Holzverarbeitung entsteht, lässt sich als sicher und gut verträglich bezeichnen. Anwender aus der ganzen Welt nutzen DMSO zur Therapie von Schmerzen, Entzündungen, Verspannungen, Verletzungen, Narben, Hautproblemen und vielem mehr. Auch bei schweren Krankheiten wie Krebs oder Diabetes kann DMSO eingesetzt werden. Die Anwendung ist denkbar einfach. Selbst bei alltäglichen Wehwehchen wie Blasenentzündungen, Migräne, Ohrenentzündungen oder Menstruationsbeschwerden kann DMSO helfen. Belegt ist zudem, dass das Lösungsmittel die Wirkung von anderen Medikamenten verstärkt beziehungsweise verbessert. Allerdings kann es auch zu Wechselwirkungen mit anderen Arzneimitteln kommen. Deshalb sollte DMSO, selbst wenn es frei erhältlich ist, nicht bedenkenlos eingenommen werden. Bei bestimmten Medikamenten wie Cortison oder Antibiotika, die gleichzeitig eingenommen werden, sollte DMSO mit besonderer Vorsicht genutzt werden. Mehr dazu im Kapitel der Wechselwirkungen. Andersherum kann das Heilmittel in Kombination mit anderen Wirkstoffen das therapeutische Spektrum erweitern. Auch darauf wird im Buch später eingegangen.

★ **DMSO lässt sich innerlich wie äußerlich anwenden.** *Es hat einen leicht bitteren Geschmack und lässt sich mit Wasser verdünnen. Unter einer Raumtemperatur von 18 Grad friert DMSO ein. Es taut aber schnell wieder auf. Bei Berührung fühlt es sich leicht ölig an. DMSO sollte nicht zu lange aufbewahrt werden, da es sonst einen scharfen Geruch entwickeln kann.*

Überblick der DMSO-Eigenschaften und -Funktionen

Bevor auf die Eigenschaften und Funktionen von DMSO detailliert eingegangen wird und die verschiedenen Anwendungsbereiche beschrieben werden, sollten Sie sich zuerst einen Überblick über die Eigenschaften verschaffen. Da es sich um ein Lösungsmittel mit einer einzigartigen Molekularstruktur handelt, hat es eine biopolare Eigenschaft. Das bedeutet, es kann Fette (auch Eiweiße) und Wasser binden. Das ermöglicht eine vielseitige Verwendbarkeit. Zudem gelangt es überall in das menschliche Gewebe. Der menschliche Körper besteht zum großen Teil aus Wasser, Fetten und Proteinen. DMSO kann den Körper sogar viel besser durchdringen als andere Substanzen. Es erreicht Stellen im Gewebe, die andere Arzneimittel nicht erreichen können. Das ist ein Grund, warum DMSO oft in Form von Salben verabreicht wird. Die Creme kann tief durch die Haut in den Körper eindringen. So verbessert sich die Wirksamkeit.

Dimethylsulfoxid, kurz DMSO, hat folgende Eigenschaften:

- entzündungshemmend
- schmerzlindernd
- antioxidativ
- muskelentspannend
- antiviral
- antibakteriell
- stabilisierend (Nerven)
- immunstärkend
- regenerationsfördernd
- hautverbessernd
- entwässernd
- herzstärkend
- zellschützend
- sauerstoffverbessernd

Das sind die wichtigsten Eigenschaften, die DMSO zugeschrieben werden können. Zudem verstärkt es die positive Wirkung von anderen Arzneimitteln, ist wundheilend sowie gerinnungshemmend. Darüber hinaus ließen sich noch weitere Eigenschaften und Funktionen von DMSO aufzählen, die aber weniger mit den Haupt-Heilungsmöglichkeiten zu tun haben.

Geschichte und Entdeckung von DMSO

Dass ein natürlicher Stoff, der bei der Papierherstellung aus Holz gewonnen wird, sich als so heilfördernd erweisen würde, damit hat bei seiner Entdeckung wohl niemand gerechnet. Entdeckt wurde DMSO im Jahr 1866 von dem russischen Wissenschaftler Dr. Alexander Michailowitsch Saizew. Er stellte fest, dass sich die geruchlose Substanz, die ähnlich ölig wie Mineralöl ist, gut mit anderen Stoffen verbindet und einen knoblauchartigen Geschmack mit Austern-Nachgeschmack hat. Der Wissenschaftler wurde neugierig, dachte aber damals noch nicht an eine medizinische Verwendung. Stattdessen empfahl er, DMSO als Entfetter, Lösungsmittel und Farbverdünner zu nutzen. Knapp 100 Jahre später wurde DMSO durch den amerikanischen Chirurg Dr. Stanley Jacob von der Oregon Health & Science University wiederentdeckt und damit das erste Mal das medizinische Potenzial dieses Lösungsmittels diskutiert. Zuerst als Konservierungsmittel für Transplantationsorgane, später als Transportmittel für medizinische Inhaltsstoffe und schließlich als Heilmittel. Letzteres ist einem Missgeschick zu verdanken: Dr. Jacob verschüttete aus Versehen etwas von der farblosen, öligen Substanz DMSO auf seiner Haut. Der Stoff gelangte in kurzer Zeit durch seine Haut in die Blutbahn und verteilte sich im ganzen Körper. Das Missgeschick war also die medizinische Geburtsstunde von DMSO als Heilmittel. Seitdem gilt Dr. Jacob als der Vater des pharmakologischen DMSO.

- Im Jahr 1959 stellte eine Gruppe von britischen Wissenschaftlern fest, dass DMSO rote Blutkörperchen und anderes Gewebe vor Frost schützen und andere Substanzen auflösen kann.
- DMSO findet sich nicht nur in Holz. Auch in bestimmten Getränken und Gemüse wie Tomaten, Milch, Kaffee und Tee kommt es in geringen Mengen vor.

In weiteren Forschungen und Tests mit Pflanzen, Tieren und Menschen wurden im Laufe der Zeit viele weitere positive Entdeckungen gemacht. Die Wissenschaftler stellten fest, dass DMSO nicht nur jegliches Gewebe durchdringen, sondern auch andere Stoffe transportieren kann. Mit der Zeit wurden zudem immer mehr Wirkungsweisen bekannt. Dennoch gibt es kaum eine andere Heilsubstanz, die in den letzten 30 Jahren so kontrovers betrachtet wurde wie Dimethylsulfoxid. Da DMSO zudem in einer Zeit bekannt wurde, die durch Arzneimittelskandale geprägt war, hielten sich viele Ärzte zurück oder zeigten sich misstrauisch. Das Wundermittel konnte einfach kein Wundermittel sein. Nachdem bei einem Test an Tieren eine starke Nebenwirkung gefunden wurde, wurde das Heilmittel offiziell verteufelt. Die Pharmafirmen ruderten zurück und stellten die Produktion von DMSO-Mitteln ein. Institutionen verboten daraufhin sogar in einigen Ländern die Forschung an dem Wirkstoff. Doch das Blatt hat sich gewendet. Heute appellieren viele Anwender, Mediziner und sogar Wissenschaftler für eine Nutzung von DMSO.

2.1 Woher kommt DMSO, was steckt dahinter?

Dimethylsulfoxid, abgekürzt DMSO, ist eine natürliche und organische Schwefelverbindung. Sie kommt in flüssiger Form vor. Normalerweise wird sie während der Zellstoff- und Papierherstellung aus den Holzbestandteilen (dem Lignin) gewonnen. Bis heute wird es in den USA auf diese Weise hergestellt. In Europa und vielen anderen Ländern wird DMSO auch aus Kohle, Erdöl und anderen organischen Substanzen gewonnen. Zudem gibt es verschiedene weitere industrielle Herstellungsverfahren, die zudem eine höhere Reinheit liefern. Pharmazeutisch zertifiziertes DMSO wird als „DMSO Ph. Eur." bezeichnet. Es ist im Europäischen Arzneibuch festgeschrieben und inzwischen freiverkäuflich erhältlich. Wird DMSO genauer betrachtet, so ist zu sehen, dass sich im Zentrum ein Schwefelatom sowie ein Sauerstoffatom befinden. Zusammen bilden sie ein sogenanntes oxidiertes Schwefelatom (Sulfur-Oxid). Dies wiederum ist mit zwei gleichen Methylgruppen verbunden.

- DMSO besitzt gelöste Sulfoxid-Moleküle. Das DMSO-Molekül hat die Formel C_2H_6SO.

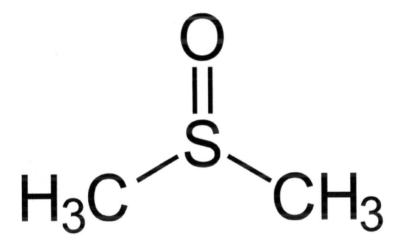

In dieser Grafik lässt sich die Struktur von DMSO erkennen. Besonders daran ist, dass DMSO die Fähigkeit hat, sich mit verschiedenen Molekülen zu verbinden. Zudem reagiert es mit Elektronen. Dadurch kann DMSO organische und anorganische Materialien durchdringen. Und das ist nicht alles. Der Wirkstoff kann darüber hinaus andere Substanzen wie lokale Betäubungsmittel oder Penicillin transportieren. Als Arzneimittel besitzt es also die Eigenschaft, Haut und Muskelmembranen zu durchdringen und gleichzeitig Heilsubstanzen an die notwendige Stelle im Körper zu bringen. DMSO ist somit ein idealer Transporter, der sich unbeirrt einen Weg durch den menschlichen Organismus bahnt. Selbst tiefe Gewebeschäden und Zellen kann die Substanz reparieren und regenerieren. Die einzigartigen

Eigenschaften sind der Forschung bislang zum großen Teil ein Rätsel. Noch ist die Verbindung nicht ausreichend erforscht worden, um alle Geheimnisse zu lüften.

Die vielen pharmakologischen Eigenschaften von DMSO werden weiter hinten im Buch ausführlich beschrieben. Sie sind genauso faszinierend wie die chemischen Eigenschaften.

Schon gewusst? DMSO besitzt faszinierende chemische Eigenschaften. Die durchsichtige, flüssige und geruchlose Verbindung erhält einen Geschmack, sobald sie oral verabreicht wird. Es schmeckt bitter und nach Knoblauch. Wer DMSO mit Wasser vermischt, wird schnell feststellen, dass sich das Gemisch erheblich erwärmt. Auch sollte die Lösung nicht erhitzt werden. Ab einer Temperatur von rund 80 Grad entwickelt DMSO Dampfgemische, die sich entzünden können. Dann kann es zu einer kleinen Explosion kommen. Der Siedepunkt des Wirkstoffes liegt übrigens über dem von Wasser. Erst bei 189 Grad fängt DMSO an zu kochen. Von Wissenschaftlern wird die Schwefelverbindung als der Zwilling von Wasser bezeichnet. Die Moleküle sind in ihrer Größe und Form mit denen des Wassers fast identisch. Wasser besitzt allerdings nur zwei Wasserstoffatome, während es bei DMSO sechs sind. Diese lassen sich als Magnete bezeichnen, die andere Moleküle anziehen und an sich binden. Deshalb eignet sich DMSO als ein Transportstoff. In hohen Dosierungen kann sich DMSO in ein Nerven- und Zellgift verwandeln.

2.2 Wo wurde DMSO bisher eingesetzt?

Die Menschheit hat mit DMSO ein außergewöhnliches medizinisches Heilmittel entdeckt. Vor allem ist es ein hochwirksames Schmerzmittel. Dimethylsulfoxid ist laut Befürwortern in der Lage, fast jede Krankheit zu behandeln. Seit dem Bekanntwerden der medizinischen Eigenschaften wurde DMSO bereits von Millionen Menschen erfolgreich und sicher genutzt. Unter anderem wird es angewendet, um Schwellungen zu kontrollieren, Unwohlsein und Schmerzen zu reduzieren, Entzündungen zu heilen, das Wachstum von Bakterien zu stoppen oder um ein Virenwachstum zu verlangsamen. Darüber hinaus kommt es erfolgreich bei Verbrennungen, Verstauchungen, Zerrungen und Arthrose zum Einsatz. Effektiv funktioniert hat DMSO zudem bei diversen Sportverletzungen, Tuberkulose, Grauem Star, Sklerodermie, Muskelschwäche und Down-Syndrom. Darüber hinaus scheint Krebs mit DMSO behandelbar zu sein (weiter hinten im Buch gibt es ein eigenes Kapitel dazu).

2.2.1 Dr. Jacob gilt als der Pionier in der DMSO-Forschung

Als Dr. Stanley Jacob von der Oregon Health & Science University in den 1960er-Jahren mit der medizinischen DMSO-Forschung begann, machte er eine erstaunliche Entdeckung nach der anderen. Der Pionier arbeitete eng mit Dr. Robert Herschler zusammen, der sein langjähriger Forschungskollege war. Als Erstes fanden die beiden Mediziner heraus, dass DMSO bei Brandwunden hilft, da es trocknende Eigenschaften besitzt. Auch stellten sie in den ersten Studien zu DMSO fest, dass die Substanz Schmerzen lindern, Bakterien hemmen, Narbengewebe glätten und Schwellungen reduzieren kann. Darüber hinaus bemerkte Dr. Jacob, dass das Lösungsmittel bei Patienten muskelentspannend und harntreibend wirkt.

Dr. Stanley Jacob war der Pionier in der medizinischen Forschung, was DMSO betraf. Der US-Arzt widmete sein ganzes Leben der Erforschung des faszinierenden Lösungsmittels.

2.2.2 FDA will DMSO bis heute nicht anerkennen

Nach der ersten Veröffentlichung der Forschungsergebnisse begannen Menschen überall auf der Welt damit, DMSO an sich selbst anzuwenden. Viele von ihnen machten sehr positive Erfahrungen: ob Kopfschmerzen, Blasenentzündung, Nebenhöhlenentzündung, Rheuma oder Verstauchung – das Mittel half. Keiner der Patienten klagte über Nebenwirkungen. Und auch Dr. Jacob und sein Kollege Dr. Herschler konnten in ihren Tests keine Nebenwirkungen außer vorübergehenden Hautausschlag feststellen. Doch Dr. Jacobs Veröffentlichung im Jahr 1964, als er die Substanz als Therapeutikum empfiehl, sorgte für zu viel Aufmerksamkeit. Die amerikanische Food and Drug Administration (FDA) schaltete sich ein. Zwar hatte die FDA zuerst DMSO-Studien an Menschen erlaubt und das vielversprechende Mittel vielen Ärzten kostenlos zur Verfügung gestellt, doch trotz der positiven Auswirkungen – *rund 100.000 Menschen erhielten DMSO in dieser Zeit gegen verschiedenste Beschwerden* – verbot die FDA letztendlich die Substanz.

Zum einen steckte die Forschung noch in den Kinderschuhen (auch, was mögliche weitere Nebenwirkungen betraf). Zum anderen war damals noch nicht klar, wie DMSO im Körper wirkt. Drei Anträge auf eine Zulassung wurden von der FDA abgelehnt. Als dann im Rahmen einer Studie mit Tieren festgestellt wurde, dass DMSO in hohen Dosen (das zehnfache der erlaubten menschlichen Dosis) den Brechungsindex verändert, sprich die Augenlinsen trübt und zu Grauem Star oder Kurzsichtigkeit führen kann, war die glorreiche Zeit des natürlichen Lösungsmittels vorbei. Vom Wundermittel wurde es zur gefährlichen Substanz. Die Nebenwirkungen, die bei Tieren auftraten, wie Grauer Star oder Kurzsichtigkeit, wurden bisher bei keinem Menschen nachgewiesen. Außerdem traten die Augenprobleme bei den Tieren, die mit einer sehr hohen DMSO-Dosis und über einen langen Zeitraum behandelt wurden, nur kurzfristig auf.

Schon gewusst? Dass die FDA eine Zulassung von DMSO als Heilmittel ablehnte, hatte mehrere Gründe. Für die Pharmaindustrie war diese Substanz mit ihren vielfältigen Heilwirkungen eine Bedrohung. Wenn Millionen Menschen sich mit DMSO selbst behandeln würden und das Mittel in hohem Maß verschrieben werden würde, würde die Pharmaindustrie große finanziellen Einbußen erleiden. Die FDA entschied also, dass DMSO ein gefährliches Medikament sei. Auch entsandte sie den Pharmaunternehmen Mitteilungen, dass sie DMSO absetzen und aus allen klinischen Untersuchungen zurückrufen sollten. Darüber hinaus veröffentlichte die FDA Ende der 1960er-Jahre (und auch später noch) eine Reihe von Pressemitteilungen, die von Medien auf der ganzen Welt veröffentlicht wurden, um vor angeblichen Nebenwirkungen von DMSO zu warnen. So sollten Anwender zu der Annahme gebracht werden, dass DMSO nicht sicher sei und unter anderem Grauen Star verursacht. Die Forschung an DMSO wurde gestoppt.

Dr. Jacob, Dr. Rosenbaum und Dr. Herschler forschten nach der FDA-Ablehnung nach Hinweisen auf eine DMSO-Toxizität. Sie fanden keine. Zudem überwiesen sie alle Patienten, die zum damaligen Zeitpunkt DMSO erhielten, zu Augenärzten, um sie auf eine Veränderung der Linsen jeglicher Art untersuchen zu lassen. Doch selbst nach monatelangen Tests wurde nichts gefunden. Ein paar Jahre später war auch der FDA klar, dass ihre ungenauen Vermutungen keinen festen Halt hatten. So erlaubte sie weitere Forschungen an DMSO, vor allem im Zusammenhang mit Sklerodermie, Gürtelrose und rheumatischer Arthritis. Im Laufe der Zeit wurde das Lösungsmittel in den USA für Hautbehandlungen und bei Sehnenscheidenentzündung/Verstauchung zugelassen. Dennoch werden bis heute alle Anträge, DMSO in den USA als ganzheitliches Heilmittel zu erlauben, weiterhin abgelehnt. Und das, obwohl alle weiteren Forschungen positive Ergebnisse lieferten.

- Bis Mitte der 1980er-Jahre wurden 1500 Studien zu DMSO zu verschiedensten Gesundheitsproblemen und Krankheiten veröffentlicht.
- 1978 ließ die FDA das Mittel DMSO ausschließlich zur Therapie von chronischer Blasenentzündung zu.
- In keiner Studie wurde DMSO als unsicher oder gefährlich befunden.
- Mehrere US-Staaten boykottierten das Verbot und legalisierten DMSO in ihrem Bundesstaat.

2.2.3 In den USA wird DMSO regelmäßig verwendet

Trotz des Verbots in den USA konnte der Hype um DMSO nicht gestoppt werden. Und da DMSO als Lösungsmittel in jedem Baumarkt erhältlich war, konnte sich jeder selbst mit dem Heilmittel versorgen. Bis heute empfehlen es Ärzte und Tierärzte unter der Hand weiter. 1980 wurde bei CBS eine Sendung zum Thema DMSO ausgestrahlt. Diese wurde von Millionen Menschen gesehen. Darin wurden mehrere Patienten interviewt, die mit DMSO unerträgliche Schmerzen lindern oder sogar heilen konnten.

In den letzten Jahren erlebte DMSO eine Renaissance. Mittlerweile darf jeder Arzt in den USA legal mit DMSO behandeln, auch wenn das Mittel weiterhin keine Zulassung erhalten hat.

2.3 DMSO: Wie sieht es in Deutschland mit DMSO-Behandlungen aus?

In Deutschland hat das Interesse an DMSO in den letzten Jahrzehnten zugenommen. Das natürliche Heilmittel ist allerdings auch in der Bundesrepublik nicht als Heilmittel zugelassen. Es wird derzeit als Nahrungsergänzungsmittel deklariert. Dennoch: Die Nachfrage an DMSO ist hoch. Und es ist nicht verboten, DMSO zu kaufen. Ebenso darf es jeder einnehmen. Der Kauf ist somit legal.

Viele Nutzer aus Deutschland, die DMSO einnehmen und anwenden, tauschen sich in Internetforen aus. Mittlerweile gibt es zudem viel deutschsprachige Literatur zu dem Thema. Da viele deutsche Mediziner DMSO positiv gegenüberstehen, sollte der behandelnde Arzt oder Hausarzt ruhig einmal auf das natürliche Lösungsmittel angesprochen werden.

Kurzer Rückblick: DMSO-Geschichte in Deutschland

Als Dr. Jacobs medizinische Entdeckung 1964 um die Welt ging, zeigten sich deutsche Pharmakonzerne ebenfalls an DMSO interessiert. Die deutschen Medien lobten den Stoff in den Himmel. Man sprach von einem Wundermittel. Doch die deutsche Pharmaindustrie konnte nur wenige eigene Forschungsergebnisse nachweisen, sodass sie, kurz nachdem die FDA das Mittel diskreditiert hatte, ebenfalls von den Behörden ausgebremst wurde. Allerdings wurde DMSO im August 1965 für drei Monate als amtliches Medikament zugelassen. Dass die Zulassung zurückgenommen wurde, hatte mit der Angst vor einem Medikamentenskandal zu tun.

1966 fand in Österreich ein Symposium zur Wirksamkeit der organischen Schwefelverbindung statt. Dort bekräftigten Mediziner die hohe Wirkung von DMSO bei traumatologischen Erkrankungen, Sportunfällen, oberflächlichen Entzündungen, Bandscheibenveränderungen und Gelenkerkrankungen. Dennoch dauerte es fast 20 Jahre, bis DMSO in Deutschland als Wirkstoff akzeptiert und als Inhaltsstoff zugelassen wurde. Merckle war das erste Pharmaunternehmen, das eine Sportsalbe für Muskel- und Gelenkerkrankungen mit der Substanz DMSO auf den Markt brachte. Das Dolobene-Gel enthält rund 15 Prozent DMSO. Des Weiteren findet sich DMSO in einigen Herpes-Salben sowie in Warzenmitteln. Auch das neue, höher konzentrierte Arzneimittel Paravac enthält DMSO. Dieses ist aber nur auf Rezept erhältlich.

3

Besonderheiten und Einzigartigkeit von DMSO

Wer sich bereits intensiv mit dem Thema DMSO beschäftigt hat, weiß, welche Heilkräfte in der organischen Schwefelverbindung stecken. In Kapitel 1.1 sind bisher nur die grundlegenden Eigenschaften präsentiert worden. Doch was macht DMSO so einzigartig?

Verschiedenste Krankheiten können mit DMSO behandelt werden. Das Besondere an der Substanz ist, dass sie sich von anderen Heilmitteln unterscheidet. Die organische Schwefelverbindung ist nicht nur in der Lage, andere Stoffe in den Körper zu transportieren, sie kann den Körper zudem dazu anregen, neue Zellen zu bilden und sich zu regenerieren. DMSO aktiviert also die Selbstheilungskräfte. Diese Eigenschaft, kombiniert mit der Funktion als Wirkverstärker und Transporter, macht Dimethylsulfoxid zu einem ganz speziellen Medikament. Viele Ärzte setzen DMSO in Kombination mit anderen Heilmitteln ein. So kann das bipolare Lösungsmittel die anderen Heilsubstanzen schnell dort in den Körper transportieren, wo sie hinsollen und wo sie ohne DMSO nicht hinkommen würden. DMSO ist fett- und wasserlöslich. Das ist bei anderen Arzneimitteln nicht der Fall. Durch diese Eigenschaft kann DMSO problemlos den kompletten Organismus durchdringen und bis in die menschlichen Zellen eindringen, sodass die Ursache der Krankheit direkt angegangen werden kann. Patienten, die an Entzündungen und Schmerzen leiden, können diese mit dem Stoff gezielt therapieren.

Außergewöhnlich ist auch, wie schnell DMSO in das entsprechende Gewebe gelangt. Bei äußerlicher Anwendung (wie mit einer Creme) braucht Dimethylsulfoxid nicht mehr als 15 bis 30 Minuten, bis es dort angekommen ist, wo es hinsoll.

- DMSO kann tief in den Körper eindringen, da es fett- und wasserlöslich ist. Andere Medikamente, die in der Regel nur fett- oder nur wasserlöslich sind, werden im Organismus auf Barrieren stoßen, sodass sie nicht überall hinwandern können.
- DMSO gelangt dahin, wo andere Arzneimittel nicht hinkommen. Das ist seine Besonderheit.
- DMSO ist Wirkverstärker und Transportstoff in einem.
- DMSO lindert Beschwerden von chronischen Krankheiten und lässt sich therapiebegleitend einsetzen, um die Symptome und Nebenwirkungen der Medikamenteneinnahme zu lindern.
- Bei Krebspatienten wird durch die Chemotherapie das Immunsystem stark in Mitleidenschaft gezogen. DMSO kann hier helfen, das allgemeine Wohlbefinden zu verbessern.

DMSO ist bei verschiedensten Beschwerden einsetzbar. Es lässt sich zudem begleitend zur bereits vorhandenen Therapie und bei Allergien einsetzen. Es hilft auch, bestimmte Symptome einer chronischen Krankheit in den Griff zu bekommen. Der Stoff kann äußerlich, innerlich und oral eingenommen werden. Anwender berichten zudem, dass sie sich durch DMSO fitter und gesünder fühlen. Wie erwähnt, besitzt DMSO zellerneuernde Eigenschaften. Bei einer Zellneubildung verbessert sich das Immunsystem und somit das Wohlbefinden. Das sind natürlich längst nicht alle Eigenschaften des Lösungsmittels. Deshalb erfahren Sie nun weitere wichtige Eigenschaften von DMSO.

3.1 DMSO-Eigenschaften und -Wirkungen

Dimethylsulfoxid besitzt zahlreiche heilende Eigenschaften. Die wichtigsten davon werden in diesem Kapitel in alphabetischer Reihenfolge vorgestellt. Sie geben interessierten Lesern einen schnellen Überblick über die Heilmöglichkeiten von DMSO.

Antianämisch: DMSO ist gegen Blutarmut wirksam. Es handelt sich damit um ein sogenanntes Antianämika, das den Hämoglobinwert anhebt und Patienten, die unter Anämie leiden, Abhilfe verschafft.

Antibakteriell: DMSO wirkt antibakteriell. Zwar wirkt das Mittel hier nicht so stark wie andere Medikamente, unter bestimmten Voraussetzungen kann DMSO aber für die Reduzierung und Abwehr von Bakterien angewendet werden. Unter anderem hilft es bei den folgenden Bakterien: Pseudomas (Bakterien, die gegen Antibiotika resistent sind), Staphylococcos aureus (verantwortlich für viele Infektionen) und Escherichia coli (Darmbakterien). DMSO kann zudem das Wachstum von Bakterien hemmen, die bei Tumorerkrankungen vorkommen. Durch die Hemmung dieser Bakterien werden rote Blutkörperchen weniger angegriffen. Die beste Wirkung entfaltet DMSO in Verbindung mit Antibiotika. Die Substanz ist in der Lage, antibiotikaresistente Bakterien wieder für Antibiotika zugänglich zu machen. Des Weiteren kann es die Wirkung von Antibiotika bei Mittelohrentzündungen verstärken. Die Kombination von DMSO mit Antibiotika wird von Ärzten deshalb oft angewandt.

Antifibroplastisch: Bei Verklebungen des Bindegewebes kann DMSO antifibroplastisch wirken, sprich dieses auflockern und die Wundheilung dadurch ankurbeln. Zudem stabilisiert DMSO durch diese Eigenschaft neu gebildetes Bindegewebe. Wer an Sklerodermie (Bindegewebsverhärtung) leidet, kann DMSO zur Heilung und Therapie anwenden.

Antioxidativ: DMSO kann hochschädliche freie Radikale einfangen und hilft, diese über den Zellstoffwechsel der Nieren auszuscheiden.

So werden die negativen Auswirkungen von oxidativem Stress abgemindert. DMSO kann deshalb auch vorbeugend eingenommen werden, um durch frei Radikale verursachte Erkrankungen zu verhindern. Bei Krankheiten wie Arthritis kann DMSO durch die Neutralisierung der freien Radikale Entzündungen reduzieren und somit Schmerzen lindern.

Antiviral: Das Lösungsmittel hat die Fähigkeit, Viren zu bekämpfen. Es lässt sich auch mit anderen antiviralen Arzneimitteln kombinieren, sodass die Wirkstoffe tief in das Gewebe eindringen können, um Infektionen, Fieberblasen oder schmerzhafte Gürtelrosen zu heilen. DMSO hat zudem die Eigenschaft, die Oberfläche eines Virus aufzulösen, sodass nur noch der Viruskern übrigbleibt. Dieser ist dem Immunsystem gegenüber hilflos ausgeliefert.

Durchblutungsfördernd: DMSO fördert als zellintegrativer Stoff die Durchblutung des Organismus, Gewebes und von bestimmten Körperteilen. Viele Menschen leiden unter Durchblutungsstörungen. Diese haben Leistungsschwäche und eventuell Herz-Kreislauf-Erkrankungen zur Folge.

Entzündungshemmend: Eine der stärksten Wirkungen von DMSO ist die Heilung und Linderung von Entzündungen. Die entzündungshemmende Substanz mit antiinflammatorischen Eigenschaften kann sowohl bei chronischen als auch bei akuten Entzündungen helfen. DMSO sorgt dafür, dass Flüssigkeitsansammlungen im Organismus zurückgehen oder ganz beseitigt werden. Des Weiteren wirkt die Schwefelverbindung abschwellend und gefäßerweiternd, was entzündliche Prozesse ebenfalls abbaut. Besonders häufig wird DMSO bei Blasenentzündungen angewendet. Entzündliche Darmerkrankungen können mit dem Lösungsmittel ebenfalls geheilt werden. Zudem zeigte sich, dass DMSO Heileffekte bei Lungenentzündungen entwickelt. Mediziner und viele Anwender empfehlen, die Wirkung von DMSO mit MSM oder anderen Naturheilmitteln zu verstärken. So werden Entzündungen noch schneller geheilt. Antirheumatika – so werden Mittel genannt, die entzündungshemmend wirken – kann des

Weiteren die freien Radikale einfangen und so den Entzündungsprozess verlangsamen. Übrigens, Entzündungen auf der Haut lassen sich am besten mit einer DMSO-Salbe heilen. Sie beugt zudem Ödeme vor, lindert Schwellungen und reduziert Schmerzen.

Gefäßerweiternd: Der Stoff wirkt vasodilatierend, das bedeutet, DMSO hat gefäßerweiternde Eigenschaften. Durch die Anwendung des Mittels erweitern sich die Gefäße. Vor allem die Blutgefäße. Das verbessert zum einen die Durchblutung und führt zum anderen zu einer Senkung des Blutdrucks. Die Blutzirkulation steigert sich. Auch kann DMSO durch diese Eigenschaft das Herz entlasten. Vor allem Patienten mit Bluthochdruck, Herzinsuffizienz und Hirnleistungsstörungen profitieren von DMSO.

Gerinnungshemmend: Durch die Einnahme von DMSO können Thrombosen und Gefäßverschlüsse vermieden werden. Diese treten besonders nach einer Operation, bei langer Bettlägerigkeit und schweren Erkrankungen auf. Aber das ist nicht alles, was DMSO in diesem Zusammenhang leistet. Durch die gerinnungshemmende Eigenschaft eignet sich der Wirkstoff auch für Personen, die eine künstliche Herzklappe haben. Zudem kann DMSO Vorhofflimmern bei Herzpatienten vermindern.

Herzstärkend: DMSO hat die Funktion, den Kalziumeinstrom zu blockieren. Dieser kann das Herz stark belasten. DMSO stärkt weiterhin das Herz und regt die Herzmuskelkraft und -kammerfüllung an.

Immunstärkend: DMSO wirkt immunstärkend. Bei einer aufkommenden Erkältung, Grippe oder chronischen Erkrankung ist das Immunsystem geschwächt. DMSO macht das Immunsystem wieder fit oder stärkt es zumindest. Die positive Wirkung auf das angegriffene Immunsystem ist enorm. DMSO regeneriert die angegriffenen Zellen sowie Abwehrzellen. Das Immunsystem wird durch DMSO langfristig effektiver. Das wiederum setzt eine antiallergische Wirkungsweise in Gang.

Konzentrationsfördernd: DMSO wirkt konzentrationsfördernd und beruhigend. Anwender berichten nach der Einnahme von einer entspannenden Wirkung auf den gesamten Körper. Wer die Substanz regelmäßig anwendet, kann das allgemeine Wohlbefinden steigern und besser relaxen. Neben einer erhöhten Konzentrationsfähigkeit verbessert sich auch der Schlaf.

Membranaktiv: Natürliche Membranen in einem biologischen System wie dem menschlichen Organismus können von DMSO ohne Schwierigkeiten durchdrungen werden. Wie erwähnt, ist Dimethylsulfoxid ein bipolares Lösungsmittel. Da es schnell und tief alle Barrieren durchdringen kann, transportiert es auch alle möglichen anderen Wirkstoffe durch den Körper dorthin.

Muskelentspannend: Muskelverspannungen sind lästig und können mit unangenehmen Schmerzen einhergehen. Sie werden durch Stress, Überbelastung, Depressionen, falsche Haltung oder Verkrampfungen ausgelöst. Mit DMSO lassen sich die Schmerzen gezielt beseitigen. Zudem entspannt der Wirkstoff die Muskeln. Das ist herausragend. Es gibt nur sehr wenige Heilmittel, die bei Verspannungen helfen. Zudem ist DMSO im Gegensatz zu herkömmlichen Schmerzmitteln mit keinen nennenswerten Nebenwirkungen belastet.

Narbenglättend: DMSO ist narbenglättend. Was bedeutet das? Es besitzt kollagenähnliche Funktionen und kann Narbengewebe rückgängig machen. Bei der Behandlung mit DMSO scheint die Bildung von Narbengewebe verhindert. In Studien zeigte sich, dass die Substanz dieses auch einfach auflöst. Narbengewebe ist immer ein minderwertiges Gewebe, das neben einem unschönen Aussehen auch Muskeln und Nerven schädigen kann. So haben Verbrennungsnarben die Eigenschaft, die Leitfähigkeit von Nervenbahnen zu beeinträchtigen. und es kann zu Nervenstörungen kommen. Zudem können Narben zu orthopädischen Problemen führen. Infolge einer Narbe treten auch häufig Hautverwachsungen, Verhärtungen, Schmerzen, Juckreiz und andere Empfindlichkeiten auf. DMSO regt die Regeneration des kaputten Gewebes an. Es spielt dabei keine Rolle, ob die Narbe schon länger besteht oder noch ganz frisch ist. Für die Narbenbehandlung empfiehlt sich, diese zweimal täglich mit DMSO zu benetzen. Die Behandlung sollte über mehrere Wochen erfolgen. Bis sich ältere Narben zurückbilden oder abflachen, kann es einige Monate dauern. Noch einmal zusammengefasst: DMSO reduziert, löst und verhindert Narbengewebe aller Art.

Penetrationsverstärkend: Die Aufnahme von DMSO ist seiner penetrationsverstärkenden Eigenschaft zu verdanken. Als bipolares Lösungsmittel schafft es wie kaum ein anderes Arzneimittel, die natürlichen Membranen der Haut und anderer Systeme im Körper zu durchdringen. Dadurch kann DMSO besonders schnell und tief eindringen. Auf seinem Weg in die Zelle nimmt DMSO andere Arzneien mit zur Zelle. In einigen Fällen ist es deshalb sinnvoll, DMSO mit einem anderen Mittel zu kombinieren. Durch diese Eigenschaft ist der Wirkstoff ein idealer Träger für andere aktive Wirkstoffe.

Sauerstoffsättigend: Bei der Anwendung von DMSO verbessert sich die Sauerstoffsättigung im Gewebe. Das bedeutet, der Sauerstoffgehalt im Körper erhöht sich. Wenn zu wenig Sauerstoff im Gewebe enthalten ist, spricht man von einer Hypoxie. Bei dieser Erkrankung ist das Sauerstoffangebot im Körper oder in einem Körperteil nicht ausreichend. In der Folge können die Zellen keine Energie gewinnen und nicht richtig atmen. Sie werden beschädigt. Symptome einer Hypoxie sind unter anderem blaue Lippen, bläuliche Hautfarbe, Bewusstseinsstörungen, Ohnmacht, Muskelschwäche und Atemnot.

Schmerzlindernd: Die organische Schwefelverbindung hat viele Eigenschaften. Die wichtigste ist aber die Schmerzlinderung. DMSO kann Schmerzen aller Art lindern. Das Lösungsmittel wirkt nicht nur analgetisch (schmerzstillend), sondern auch nervenblockierend. Bei akuten Schmerzen kann die Anwendung äußerlich, oral oder mit einer Injektion erfolgen. Das führt zu einer schnellen Verbesserung der Symptome. Auch chronische Schmerzen können mit DMSO behandelt werden. Die Ursache der Schmerzen spielt dabei keine Rolle. Im

Gegensatz zu klassischen Schmerzmitteln, die viele Nebenwirkungen haben, ist DMSO so gut wie frei davon. Viele Menschen greifen in ihrer Schmerznot zur Alternative DMSO und sind begeistert, wie gut dieses Mittel wirkt. Wo viele andere Schmerzmittel versagen, kann DMSO tatsächlich helfen. Besonders effektiv hat sich das Lösungsmittel bei Phantomschmerzen, Tumorschmerzen und chronischen Gelenkschmerzen gezeigt. Aber auch Kopfschmerzen, Schmerzen nach einer Operation und Muskelschmerzen können mit der organischen Schwefelverbindung gemildert und geheilt werden. Natürlich lässt sich der Wirkstoff auch bei anderen Alltagsschmerzen nutzen. DMSO ist in diesem Fall das perfekte Hausmittel. Der Grund: Es hemmt in wenigen Minuten die Reizleitungen und unterbricht die Weiterleitung des Schmerzsignals. Mehr zur Therapie von Schmerzen mit DMSO erfahren Sie in Kapitel 4.

Wirkverstärkend: Wie bereits erwähnt, hat DMSO als bipolares Lösungsmittel die Eigenschaft, den Körper zu durchdringen. Da es auch einen wunderbaren Transportstoff für andere Arzneimittel darstellt, kann DMSO zur Wirkverstärkung von anderen Substanzen verwendet werden – denn es bringt diese direkt zur Zelle.

Wundheilungsfördernd: DMSO kann die Wundheilung fördern. Das ist vor allem bei offenen Wunden der Fall. Das natürliche Lösungsmittel sorgt für eine gesteigerte Neubildung der Zellen, und somit verläuft der Heilungsprozess schneller. Selbst, wenn andere Medikamente versagen, zeigt die Substanz eine sehr gute Wirkung. Es gibt Fälle von Patienten (vor allem Diabetiker), die an Wunden, offenen Beinen oder anderen offenen Geschwüren leiden, die nicht verheilen. Nach einer Anwendung mit DMSO ist eine vollständige Heilung möglich. Dazu finden sich viele Fallbeispiele. Angewendet werden kann DMSO bei allen Wunden, auch bei Hämatomen fördert es den Heilungsprozess. Dr. Morton Walker, der die Heileigenschaften des Mittels in seinem Buch „DMSO. Das Heilmittel der Natur" ausreichend beschreibt, berichtet, dass die DMSO-Therapie bei Patienten mit Geschwüren und Wunden die Beschwerden um ein Vielfaches verbessert. In vielen Fällen waren die Patienten nach der DMSO-Therapie geheilt.

Zellschützend: DMSO wirkt zellschützend und eignet sich damit ideal zur Prävention zahlreicher Erkrankungen. Auch kann es angegriffene Zellen im Körper regenerieren und vielzähligen Krankheiten entgegenwirken. Der Schlüssel für die Gesundheit sind die menschlichen Zellen. Sie bilden die zentralen Bausteine des menschlichen Organismus. Rund 70 Millionen solcher Zellen hat jeder Mensch. Viele Tausend Stoffwechselprozesse passieren in ihrem Inneren. Damit diese Prozesse problemlos verlaufen, benötigen sie Schutz. Sonst wirkt sich das negativ auf die Energie, das Immunsystem sowie die Psyche aus.

Dank der vielfältigen Heileigenschaften kann DMSO für fast jedes Gesundheitsproblem angewendet werden. Da es ein bipolares Lösungsmittel und somit sowohl fettlöslich als auch wasserlöslich ist, kann Dimethylsulfoxid sehr gut in den menschlichen Körper eindringen. Viele andere Arzneistoffe scheitern an den natürlichen Barrieren wie die der Haut. DMSO dagegen kann innerhalb kürzester Zeit alle Schichten durchringen und bis zur Zelle gelangen.

So hilfreich und heilbringend das Lösungsmittel auch ist, bei der Anwendung von DMSO gilt es, einiges zu beachten. Deshalb sollten Leser dieses Buches die nachfolgenden Kapitel zu **Anwendung und Dosierung** aufmerksam durchlesen. Der Reinstoff DMSO darf nicht in unverdünnter Form verwendet werden.

3.2 Diese Krankheiten mit DMSO behandeln

Alzheimer

Demenz und vor allem Alzheimer sind Krankheiten, von denen heute immer mehr Menschen betroffen sind. DMSO kann bei allen möglichen Formen von Demenz helfen. Eine der wichtigsten Anwendungen des Wirkstoffs ist demnach die Behandlung von Patienten mit Alzheimer. Bisher wurde nachgewiesen, dass die Schwefelverbindung unreife Gehirnzellen zum Reifen bringt. Zudem sorgt die Substanz für eine erhöhte Durchblutung des Gehirns. Das ist ein wichtiger Punkt: Bei älteren Menschen verschlechtern sich die Durchblutung und damit die Sauerstoff- und Nährstoffversorgung des Gehirns.

Dieser Mangel kann die Gehirnzellen verletzen oder abtöten. DMSO kann dies verhindern. Ein weiterer Effekt des Lösungsmittels ist, dass es die Kommunikation der Neuronen im Gehirn anregt. Das wiederum hilft, die geistigen Fähigkeiten im hohen Alter zu erhalten.

Bei weiteren Forschungen zu Alzheimer wurde festgestellt, dass DMSO in der Lage ist, die Amyloide im Gehirn aufzulösen. Das sind Proteine, die diese Erkrankung hervorrufen und Störungen im Gehirn verursachen. Auch sind sie an der Entwicklung und dem Fortschreiten der Krankheit beteiligt. Umso größer die Anzahl dieser Amyloide ist, desto stärker ist das Ausmaß der Demenz. Eine gründliche Beschreibung der Amyloidproteine findet sich in dem Fachartikel „Mikrobiologie des Alterns". Professor Jeffrey Kelly des Scripps Research Institute hat ebenfalls eine Studie zu Alzheimer durchgeführt und DMSO als Therapiemittel getestet. **Sein Ergebnis:** Bei der DMSO-Behandlung von 18 Patienten mit Alzheimer zeigten sich nach drei Monaten große Verbesserungen. Diese Verbesserungen waren nach sechs Monaten besonders auffällig. Unter anderem verbesserten sich die Kommunikation sowie die Leistungsfähigkeit des Gedächtnisses. Auch verbesserte sich die Konzentrationsfähigkeit der Alzheimerpatienten, und Symptome wie Desorientierung in Zeit und Raum nahmen erfreulicherweise ebenfalls stark ab.

Die DMSO-Behandlung von Demenz und Alzheimer sollte so früh wie möglich starten. Denn die Behandlungsergebnisse sind bei Patienten im Frühstadium am besten. Bei stark fortgeschrittener Demenz kann DMSO die Schäden leider nicht mehr rückgängig machen.

Arteriosklerose

Bei der Arteriosklerose kommt es zu einer Ablagerung in den Arterien. Das vermindert den Durchmesser der Blutgefäße und somit den Blutfluss. Diese weit verbreitete Krankheit kann, wenn sie nicht behandelt wird, zum Herzinfarkt oder zu Schlaganfällen führen. Sie sollte deshalb ernst genommen werden. DMSO hilft, Folgeerkrankungen entgegenzuwirken, denn es wirkt gefäßerweiternd. Zudem hat sich gezeigt, dass die Schwefelverbindung Ablagerungen aus den Gefäßen löst. Eine Therapie mit DMSO ist bei Arteriosklerose ungefährlich. Dennoch sollte diese von einem Hausarzt überwacht werden. Die Arteriosklerose verursacht keine Schmerzen. Betroffene können die Therapiewirkung also nicht wirklich überprüfen. Ein regelmäßiger Check-up beim Arzt ist deshalb unablässig. Übrigens: DMSO kann auch vorbeugend eingenommen werden und so Arteriosklerose und weitere Herz-Kreislauf-Erkrankungen verhindern.

Arthrose

Die Behandlung von Arthrose mit DMSO ist sehr populär. Es ist sogar eines der Hauptanwendungsgebiete des Lösungsmittels. Die degenerative Gelenkerkrankung, die durch Gelenkabnutzung entsteht, und alle möglichen Gelenke betreffen kann, führt zu starken Schmerzen und dauerhaften Gelenkschäden. Arthrose kann sogar die Gelenke steif werden lassen. Die Krankheit kommt in der heutigen Gesellschaft sehr häufig vor. Besonders gefährdet sind Personen ab 50 Jahren. Vielen von ihnen haben mit der degenerativen Gelenkerkrankung vor allem an Hüfte und Knie zu kämpfen und leiden täglich unter starken Schmerzen. Eine Behandlung durch die gängige Schulmedizin hat sich als nicht effektiv erwiesen. Auch gilt Arthrose als nicht heilbar. Mit DMSO kann die schmerzhafte Gelenkerkrankung allerdings in kurzer Zeit verbessert werden. Wichtig ist, das Lösungsmittel mehrmals täglich anzuwenden und auf die betroffenen Gelenke aufzutragen. Bereits nach der ersten Anwendung wird schon eine leichte Linderung der Beschwerden auftreten. In der Regel dauert es etwa zwei Wochen, bis die Schmerzen deutlich zurückgehen.

Arthritis

Bei Arthritis handelt es sich um eine Gelenkentzündung. Sie hat wie die Arthrose verschiedene Ursachen. Die häufigste Form ist die rheumatoide Arthritis, auch als Rheuma bekannt. Arthritis kann durch eine Autoimmunerkrankung oder durch Bakterien ausgelöst werden und ist äußerst schmerzhaft. Betroffene leiden zudem unter

Rötungen und Schwellungen auf der Haut und sind in ihrer Bewegung eingeschränkt. Im schlimmsten Fall können die Gelenke vollständig zerstört werden. Die meisten Menschen, die DMSO für die Therapie dieser Gelenkentzündung ausprobierten, berichten über einen vielversprechenden Rückgang der Schmerzen. Auch kam es bei Patienten, die DMSO über einen Zeitraum von mehreren Monaten angewendet hatten, zum Teil zu einer Heilung der Erkrankung. Dr. Walker beschreibt in dem schon erwähnten Buch die Heilungserfolge mit DMSO bei Arthritis und nennt dazu einige Fallbeispiele. So hat ein Automechaniker aus Texas, der seit 30 Jahren an rheumatischer Arthritis litt und große Mengen unterschiedlicher Medikamente einnahm, mit DMSO seine Gelenkentzündung in den Griff bekommen. Zuerst wurde ihm fünf Tage lang DMSO intravenös verabreicht. Danach wurde ihm der Wirkstoff oral und äußerlich (topisch) verschrieben. Der Mann berichtete, dass die Schmerzen, Schwellungen und Entzündungen nach einem Monat Therapie um ein Vielfaches nachgelassen hatten. Auch verbesserte sich zu seiner Freude seine Bewegungsfreiheit.

- In einem der wichtigsten Handbücher für Mediziner zu DMSO (The DMSO Handbook for Doctors), das 2013 erschien, wird Folgendes zur Arthritis-Therapie mit DMSO erklärt: *„Eine konventionelle medizinische Behandlung verwendet eine gefährliche Kombination von Schmerzmitteln, deren Zweck nur darin besteht, den Schmerz der Arthritis zu lindern, nicht aber die Entzündung zu heilen. Diese Behandlungen können zudem sehr schädlich für Patienten sein. Insbesondere, wenn sie über einen langen Zeitraum eingenommen werden. Es besteht allgemeine Übereinstimmung zwischen Ärzten, die Arthritis behandelt haben, dass DMSO eine der besten Behandlungen für Arthritis und Rheuma ist. Denn DMSO hat keine negativen Nebenwirkungen, verbessert den Blutfluss, reduziert die Schmerzen und Muskelkrämpfe und befördert benötigte Nährstoffe in den geschädigten Bereich. Die Schwefelverbindung (daraus besteht DMSO) reduziert auch die Entzündung."* Zu diesem Ergebnis kamen mehrere Studien. Der Autor, Archie H. Scott, beschreibt diese ebenfalls ausführlich in dem Buch.

Asthma

Asthma gehört zu den häufigsten Atemwegsinfektionskrankheiten der Welt. Viele Menschen unterschiedlichen Alters leiden darunter. Die chronische Erkrankung der Bronchien kann nicht geheilt werden. Jedenfalls nicht mit der Schulmedizin. Wie wirkt sich DMSO bei Asthma aus? Trotz seiner antientzündlichen und antiallergischen Eigenschaften kann DMSO Asthma auch nicht heilen, aber zumindest die Erkrankung stark abmildern. Dr. Morton Walker erwähnt in seinem Buch den Allergologen Zoltan Bernath, den Internisten Norman Bennett und den Lungenspezialisten Ernesto Chacon. Zusammen betrieben sie eine DMSO-Forschung zur Therapie von Asthma. **Das Ergebnis:** Bei 60 Prozent der Patienten verbesserte sich das Asthma merklich. Bei 25 Prozent der Patienten konnten sogar exzellente Ergebnisse erzielt werden. Wer als Asthmabetroffener neben der DMSO-Therapie zudem seine Ernährung radikal umstellt, kann fast symptomfrei leben. Für die Asthmabehandlung sollte das DMSO auf die Haut aufgetragen oder gegurgelt bzw. getrunken werden. (**Bitte niemals unverdünnt!** Mehr dazu in Kapitel 5.)

Auch Nasennebenhöhlenentzündungen und andere Atemwegsinfektionen, die durch Viren oder Bakterien ausgelöst werden, sowie Erkältungen, die Nase, Rachen oder Bronchien beeinträchtigen, können mit DMSO wirksam geheilt werden. Die Erkältung verläuft dann kürzer und harmloser. Oft ist sie nach zwei bis drei Tagen ausgestanden.

Augenprobleme

DMSO kann bei verschiedenen Augenproblemen wie Grauer Star oder Makulaödemen helfen. Unter anderem zeigte sich, dass durch den Einsatz von DMSO eine auftretende Retinitis pigmentosa gelindert werden kann. Diese Augenkrankheit ist eine der Hauptursachen für Blindheit.

Einer der ersten Ärzte, der DMSO bei Augenkrankheiten anwendete, war der US-Mediziner Robert Hill aus Washington. Seine Studien wurden der New Yorker Akademie der Wissenschaft vorgelegt: Ein Patient mit Retinitis pigmentosa (führt zum Erblinden) konnte mit dem rechten Auge nur noch sehr unscharf sehen. Auf dem linken Auge war seine Sehfähigkeit ebenfalls schon sehr eingeschränkt. Er erhielt zweimal täglich DMSO als Tropfen ins Auge. Bereits nach fünf Tagen verbesserte sich das Sehvermögen. Drei Monate später konnte er auch wieder schärfer sehen. Zwar ließ sich die ursprüngliche Sehkraft nicht wiederherstellen, doch DMSO verhinderte definitiv eine Erblindung. Auch bei der Behandlung von Katarakten und anderen Augenleiden zeigt DMSO große Wirkung. Fast immer kommt es zu einer Erholung des Sehvermögens.

- Da sich Augenärzte in der Regel wenig mit DMSO auskennen, sollte man die Behandlung selbst in die Hand nehmen. Dennoch sollte der behandelnde Arzt darüber in Kenntnis gesetzt werden. Für das Erstellen von Augentropfen muss DMSO auf eine zweiprozentige Lösung reduziert werden.

Blasenentzündungen

Die Food and Drug Administration (FDA) hat in den USA DMSO zur Behandlung von chronischen Blasenentzündungen zugelassen. Eine Anwendung ist auch bei akuten Blasenentzündungen heilbringend. Doktor Bruce H. Stewart von der Cleveland Clinic Stiftung und Sheridan Shirley von der Universität von Alabama verabreichten über 200 Patienten (sowohl männlich als auch weiblich) DMSO. Sie fanden heraus, dass die Substanz Blasenerkrankungen aller Art schnell heilt. Selbst Patienten, die nicht auf traditionelle Behandlungsmethoden reagierten, konnten dank DMSO geheilt werden. Wer es nicht weiß: Chronische Blasenentzündungen (interstitielle Zystitis) sind schwer behandelbar. Oft bleibt den Betroffenen nur ein Ausweg: ein chirurgischer Eingriff an der Blase oder sogar das Entfernen der Blase. Die Betroffenen leiden unter starkem Blasenbrennen, Schmerzen und dem Drang, alle zehn Minuten aufs Klo zu müssen. Durch den Gebrauch von DMSO verbessern sich bei diesen Patienten die Symptome merklich. Auch tritt bei vielen Patienten eine vollständige Heilung ein. Studien zeigen, dass die Substanz auch bei herkömmlichen Harnwegserkrankungen sehr hilfreich ist. DMSO entwässert und erreicht zudem schnell die Blase und Harnröhre. In Europa verschreiben Heilpraktiker deshalb häufig eine DMSO-Infusionstherapie bei Blasen- und Harnwegserkrankungen.

Diabetes

Für Diabetiker rückt die Wichtigkeit des DMSO ins Bild, wenn es um den Verlust von sensorischen Nervenfunktionen geht. Dieses Phänomen lässt sich vor allem bei älteren Menschen mit Diabetes beobachten. Bei Jugendlichen und jungen Diabetikern kann eine DMSO-Behandlung den Bedarf an Insulin senken. Das fand Dr. Jacob in den 1970er-Jahren heraus. DMSO unterstützt die Blutversorgung und erweitert die kleinen Blutgefäße. Es profitieren sowohl Patienten mit Diabetes Typ 1 als auch Typ 2 von DMSO. Zwar werden Diabetiker ihre Insulindosis nicht komplett einstellen können, aber eine Reduzierung der Insulinspritzen verbessert die Lebensqualität der Patienten schon um ein Vielfaches.

Entwicklungsstörungen

Für Kinder, die unter Entwicklungsstörungen oder dem Down-Syndrom leiden, gibt es nur wenige konventionelle Heilmittel. Studien haben gezeigt, dass DMSO hier positive Ergebnisse erbringt. Sprachstörungen und Lernschwierigkeiten lassen sich mit einer sechsmonatigen DMSO-Behandlung verbessern. Mit Aminosäuren vermischt, kann DMSO die Persönlichkeitsentwicklung bei Kindern um ein Vielfaches verbessern. Zudem sind Kinder, die mit der Substanz behandelt werden, wacher, optimistischer und offener. Kinder mit Down-Syndrom können sich nach der DMSO-Behandlung leichter ausdrücken und besser sprechen, lesen und schreiben. Auch viele physiologische Vorgänge im Körper verbessern sich. DMSO wirkt sich sehr positiv auf das Wohlbefinden und den Seelenzustand der betroffenen Kinder aus. Einige Ärzte nutzen die DMSO-Therapie bei Kindern mit Angststörungen, Lernstörungen und ADHS. Bei allen Kindern konnte durch das Lösungsmittel die Gehirnfunktion signifikant verbessert werden.

Entzugserscheinungen

Interessant ist, dass DMSO Entzugserscheinungen aller Art lindern kann. Wer von etwas abhängig ist, mit Drogen- und Alkoholproblemen zu kämpfen hat, zu viele Zigaretten raucht oder medikamentensüchtig ist, kann mit DMSO leichter clean werden und die Symptome der Entzugserscheinungen vermindern – denn genau sie sind es, die es Menschen so schwer machen, von einem Suchtmittel loszukommen. Schmerzen, Zittern, Herz-Kreislauf-Probleme, Schweißausbrüche, Kopfschmerzen, psychische Symptome, Angst- und Aggressionszustände, Schlafstörungen und Depressionen – all diese Entzugserscheinungen werden mit DMSO abgemildert, da es ausgleichend, schmerzlindernd und beruhigend wirkt. Für viele Süchtige hat sich das Lösungsmittel als wertvoller Helfer erwiesen.

Gicht

Die Behandlung von Gicht mit DMSO ist sehr erfolgreich. Zum einen lindert es die Schmerzen, zum anderen zeigt es antientzündliche Eigenschaften. Da die erhöhten Harnsäurewerte im Blut meistens mit einer Fehlernährung zusammenhängen, sollte aber nicht nur einfach DMSO genommen werden. Gleichzeitig ist eine Ernährungsumstellung notwendig. Als alleinige Maßnahme kann DMSO die Gicht nur lindern, aber nicht heilen.

Gürtelrose

Die Gürtelrose zählt zur Gruppe der Varizellenerkrankungen. Sie wird durch ein Virus ausgelöst, das sich Varizella-Zoster-Virus nennt und auch der Auslöser von Windpocken ist. Nach einer Windpockeninfektion verbleibt das Virus meistens weiterhin im Körper und nistet sich im Rückenmark ein. Dort ruht es entweder ein Leben lang oder bricht als Gürtelrose wieder aus. Diese kann sich entwickeln, wenn man unter einer Immunschwäche leidet. Für die Betroffenen ist sie sehr schmerzhaft und führt zu erheblichen Beeinträchtigungen. DMSO kann ab einer 50-prozentigen Lösung schon für eine Linderung der Gürtelrosesymptome sorgen. Meistens reicht es aus, die betroffene Stelle mit DMSO zu besprühen oder zu bepinseln. Mit der Schwefelverbindung lässt sich die Dauer der Gürtelroseerkrankung deutlich reduzieren.

Hautprobleme

DMSO besitzt antiallergische, abschwellende und antientzündliche Eigenschaften. Das macht es zu einem idealen Heilmittel für alle möglichen Hautprobleme. Patienten, die an Neurodermitis leiden, berichten, dass mit DMSO der Juckreiz in wenigen Minuten abnimmt. Des Weiteren hat sich gezeigt, dass die Substanz das Abheilen der Haut fördert. Ebenfalls haben Patienten, die unter Schuppenflechte leiden, sehr gute Erfahrungen mit DMSO gemacht. Selbst bei hartnäckiger Schuppenflechte, bei der andere Salben keine Linderung bringen, kommt es nach der Anwendung von DMSO zu deutlicher Linderung.

Des Weiteren ist DMSO bei Hautausschlägen oder Hautirritationen ein ideales Mittel. Selbst wenn die Ursache der Hautprobleme nicht bekannt ist, die Substanz zu verwenden, ist sinnvoll. Schaden kann das Lösungsmittel nicht. Auch Aknepatienten haben mit DMSO Heilungserfolge erzielen können. Die entzündliche Hauterkrankung, die zu Pusteln und zur Narbenbildung führt, ist sehr unangenehm und schwer in den Griff zu bekommen. DMSO schafft es, die Entstehung der Pusteln zu verhindern, und sorgt zudem für eine bessere Abheilung. Gleichzeitig berichten Akne-Betroffene, dass sich ihre Haut nach einiger Zeit der DMSO-Anwendung glättet und strafft.

Warzen und Hühneraugen

Wenn DMSO Hautprobleme aller Art behandeln kann, so dürfte das Mittel auch bei Warzen und Hühneraugen hilfreich sein. Und genau das ist der Fall. Selbst Nagelbettentzündungen und Herpes bilden sich, nachdem DMSO auf die Stelle getupft wurde, zurück. In diesem Sonderfall darf auch pures DMSO auf Warzen, Hühneraugen und Co. getropft werden. Ist die Haut allerdings sehr empfindlich, sollte das Lösungsmittel etwas verdünnt werden.

Verbrennungen und Erfrierungen

Das beste Mittel bei Verbrennungen ist DMSO. Auch bei Frostbeulen und Erfrierungen lässt sich das natürliche Mittel anwenden. Die Substanz hat die Fähigkeit, geschädigtes Gewebe zu regenerieren. Wie weiter vorne im Buch beschrieben, ist das der zellregenerierenden Wirkung zu verdanken. Das Hautgewebe erholt sich durch die Anwendung und heilt nach und nach ab. Bei Verbrennungen ist DMSO ein ideales Erste-Hilfe-Mittel. Im Notfall kann DMSO direkt auf die verbrannte Hautstelle aufgebracht werden. Ansonsten bieten sich Hautlotionen mit DMSO an. Bei schweren Verbrennungen, die nicht nur sehr schmerzhaft sind, sondern auch lebensgefährlich sein können, ist DMSO ein Lebensretter. Es lindert nicht nur den Schmerz, sondern verhindert auch schlimme Entzündungen und Infektionen. Fallstudien belegen, dass es zu einer vollständigen Abheilung der Verbrennung kommt. In dem bereits erwähnten DMSO-Handbuch für Mediziner wird eindrucksvoll der Fall eines Kochs beschrieben, der sich mit heißem Fett verbrannt hatte. Der behandelnde Arzt stellte eine Verbrennung zweiten Grades fest und beschloss, auf die verbrannten Stellen eine 50-prozentige DMSO-Lotion mit Aloe Vera aufzutragen. Eine Stunde später wiederholte der Arzt diese Prozedur. Der Koch bekam die Lotion zur weiteren Anwendung verschrieben. Er musste seine Verbrennungen damit alle acht Stunden eincremen. Das Ergebnis: Der Koch erholte sich in kurzer Zeit vollständig von den Verbrennungen. Durch die unmittelbare und regelmäßige Anwendung verhinderte DMSO die Bläschenbildung und sorgte so für eine Entlastung der Haut. Zu Verbrennungen gehören auch

Sonnenbrände. Sie lassen sich mit der Substanz (in Kombination mit Aloe Vera) ebenfalls erfolgreich behandeln.

Anti-Aging-Behandlung

Wenn DMSO so gute Effekte bei der Behandlung von Hautproblemen zeigt und die Haut strafft, kann es dann präventiv als Anti-Aging-Mittel verwendet werden? Die Antwort ist Ja! DMSO sorgt für eine Glättung und Straffung der Haut und regeneriert Hautzellen. Das Hautbild wirkt nach der Behandlung frisch und jung. DMSO kann problemlos im Gesicht verwendet werden. Wer DMSO als Anti-Aging-Mittel nutzen will, kann einen kleinen Teil mit isotonischem Meerwasser vermischen (Verhältnis: 1:9) und sich damit nach dem Duschen einsprühen. Dabei sollten die Augen geschlossen bleiben.

Lebererkrankungen

DMSO kann bei einer Vielzahl von Lebererkrankungen zur Anwendung kommen. Dazu zählen unter anderem die **Fettleber, Hepatitis** und die **Leberzirrhose.** Sie gehören zu den schwerwiegendsten Lebererkrankungen. Ursachen sind unter anderem zu viel Alkohol, Übergewicht, schlechte Ernährung oder eine Autoimmunstörung. Die Leber kann dann nicht mehr richtig ihre Arbeit verrichten und ist nicht mehr in der Lage, den Körper von Giftstoffen und Abfällen befreien. Bei einigen Lebererkrankungen kommt es zudem zu einer Zerstörung der Leberzellen. Wenn der behandelnde Arzt eine Lebererkrankung oder -entzündung feststellt, kann DMSO dazu beitragen, dass sich die Leber wieder regeneriert. Für die Behandlung sollte das Lösungsmittel intravenös verabreicht werden. Alternativ kann es auf die Haut aufgetragen werden. Eine Trinklösung sollte aber vermieden werden, um die Leber nicht zu belasten. Achtung: Vor der DMSO-Behandlung sollte Rücksprache mit dem behandelnden Arzt gehalten werden.

Magen-Darm-Probleme

Es kommt immer mal wieder vor, dass man unter Durchfall oder einer Magen-Darm-Infektion leidet. Auch andere Magen-Darm-

Beschwerden kommen häufig vor. DMSO zeigt hier sehr positive Erfolge. Durch seine entzündungshemmende Wirkung kann es schnell zu einer Heilung kommen. Selbst bei **Colitis ulcerosa,** einer chronisch-entzündlichen Dickdarm-Erkrankung, und blutig-schleimigen Durchfällen wirkt das Lösungsmittel effektiv. Es verhindert auch gleich weitere Entzündungen. Patienten, die unter chronischen Magen-Darm-Beschwerden leiden, müssen sich dank DMSO nach einiger Zeit nicht mehr an ihre strenge Diät halten und können Schritt für Schritt in ein normales Leben zurückkehren. Das Lösungsmittel kann zur Prävention eingesetzt werden, um vor stressbedingten und akuten Magenschmerzen oder Magenschleimhautentzündungen zu schützen. Sollte eine Gastritis vorliegen, lässt sich DMSO zusammen mit Säurehemmern/Arzneimitteln einnehmen.

Multiple Sklerose

In einigen Ländern wird DMSO zur Behandlung von Multipler Sklerose eingesetzt. Die Krankheit, die meist schubweise auftritt, führt zu Entzündungsherden im Rückenmark und Gehirn und zu einer Zerstörung der Nervenzellen. Die Symptome im Anfangsstadium sind leichte Beschwerden beim Gehen, große Müdigkeit sowie Taubheitsgefühl. Auch kann es zu Konzentrationsschwierigkeiten und Bewegungslosigkeit kommen. Im späteren Stadium kommt es zu Sehstörungen, Sprechstörungen, Behinderungen, Lähmungen und Koordinationsschwierigkeiten. Im schlimmsten Fall kann die Krankheit zum Tod führen. Und da es keine Heilung gibt, ist eine MS-Diagnose nicht erfreulich.

DMSO kann die Krankheit leider auch nicht heilen. Dennoch bietet sich das Lösungsmittel für die Behandlung an. Es wirkt antientzündlich, antiallergisch und stärkt das Immunsystem. Zudem kann es verletztes Gewebe heilen. In Russland wurden DMSO-Behandlungen an 34 MS-Patienten durchgeführt. Die Anwendung des Mittels zeigte unmittelbar einen positiven Effekt auf das Immunsystem und das verletzte Gewebe. Es kam zu einem Nachwachsen der Nervenhüllen sowie zu einer Verbesserung der Nervenimpulse. Bei der Behandlung wurden keine Nebenwirkungen oder neurologischen Veränderungen beobachtet. Der therapeutische Effekt ist groß. Eine Patientin, die bereits durch die Multiple Sklerose sehr eingeschränkt war und weder laufen noch ihre Beine und Arme bewegen konnte, wurde täglich mit DMSO behandelt. Nach rund einem Jahr konnte die MS-Patientin ihre Beine wieder bewegen. Kurze Zeit später war sie zudem in der Lage, selbst zu essen. Die Symptome und Beschwerden lassen sich – wie dieser Fall zeigt – mit dem Lösungsmittel stark verbessern.

Schlaganfälle und Infarkte

Nach Infarkten und Schlaganfällen ließ sich anhand zahlreicher Fälle beobachten, dass DMSO das geschädigte Gewebe wieder regeneriert und heilt. Außerdem verbessert es die Funktionsfähigkeit. Bei einem Schlaganfall kann DMSO sogar lebensrettend sein, und bei einem Herzinfarkt sollte es so kurz wie möglich danach eingesetzt werden. Hier ist eine Infusion mit einer hohen Dosis am besten. Die Dosierung liegt bei zwei Gramm pro Kilogramm Körpergewicht pro Tag. Diese Dosierung darf aber nicht verwendet werden, wenn der Herzinfarkt oder Schlaganfall schon länger zurückliegen. Doch auch dann lohnt sich eine Behandlung mit DMSO, nur eben in geringer Dosierung. Es verbessert die Fließeigenschaften des Blutes. Wer Medikamente zur Blutverdünnung einnimmt, kann diese selbstverständlich mit DMSO kombinieren.

- Bei Hirnödemen ist DMSO die beste Therapie. Es schlägt dabei alle anderen Arzneimittel, die eingesetzt werden können.

Schmerzerkrankungen

Chronische Schmerzerkrankungen

Viele Millionen Menschen sind von chronischen Schmerzerkrankungen betroffen, mit unterschiedlichen Ursachen. Allen gemein ist, dass die Schmerzen dauerhaft sind und mit der Zeit die Psyche belasten. Zudem schränken sie die Lebensqualität der betroffenen Menschen stark ein. Oft ist an ein normales Leben oder gesunden Schlaf nicht mehr zu denken. Das Problem bei chronischen Schmerzerkrankungen ist auch, dass sich diese schwer behandeln lassen. Viele Schmerzmittel helfen nicht oder haben starke Nebenwirkungen und Suchtpotenzial wie zum Beispiel die Opioide. Bei bestimmten chronischen Schmerzerkrankungen wie der Fibromyalgie ist die Reizverarbeitung im Gehirn gestört, sodass viele Reize bereits als Schmerzen interpretiert werden. Oft haben Menschen mit Fibromyalgie andere Erkrankungen, und sie verläuft von Mensch zu Mensch ganz unterschiedlich. Einige Betroffene haben an verschiedenen Körperstellen diffuse Schmerzen. Auch scheinen Müdigkeit, Erschöpfung sowie Konzentrationsschwäche hinzuzukommen. Die Ursachen sind nicht immer eindeutig, da auch psychische Belastungen oder Depressionen zu Fibromyalgie führen können. Die Behandlung ist deshalb sehr schwer. DMSO hat schon vielen Betroffenen helfen können. Entweder in alleiniger Anwendung oder mit einem anderen Medizinstoff kombiniert, das natürliche Lösungsmittel ist bei Schmerzen eine hochwirksame Alternative. Der Vorteil ist, dass es die Schmerzen unmittelbar lindert. Wie bereits erwähnt, spielt es keine Rolle, wo die chronischen Schmerzen entstehen und ob es sich um Migräne, chronische Gelenkschmerzen, Tumorschmerzen oder andere chronische Schmerzen handelt. DMSO hilft schnell und zuverlässig. Übrigens: Wenn die Ursache des chronischen Schmerzes bekannt ist, kann DMSO bei regelmäßiger Anwendung zu einer Heilung führen.

Akute Schmerzerkrankungen

Nicht nur chronische Schmerzen, auch akute Schmerzen wie Regelschmerzen, Ohrenschmerzen, Zahnschmerzen, Kopfschmerzen und Muskelschmerzen lassen sich effektiv mit DMSO behandeln. Das Mittel ist eigentlich immer einer klassischen Schmerztablette vorzuziehen, denn eine natürliche Schmerzbekämpfung ist auf Dauer gesünder und vor allem frei von Nebenwirkungen. Wie funktioniert DMSO bei Schmerzen? Es unterbricht die Weiterleitung des Schmerzsignals, da es bis zu den Reizleitungen vordringen und diese hemmen kann. Natürlich sollten Anwender das Mittel achtsam verwenden und nicht wahllos jeden Schmerz damit bekämpfen, ohne einen Arzt aufzusuchen. Schmerzen haben eine Ursache, die nicht ignoriert werden sollte, das heißt, DMSO kann akute Schmerzen lindern oder unterdrücken, doch die Grunderkrankung sollte bekannt sein, damit eine komplette Heilung möglich ist. Egal ob natürliches oder medizinisches Schmerzmittel, keines von beiden sollte wahllos angewendet werden.

Phantomschmerzen

Eine der schlimmsten Schmerzen, die ein Patient erleben kann, sind Schmerzen, die als Phantomschmerz bezeichnet werden. Das ist ein Schmerz in einem Teil des Körpers, der nicht länger vorhanden ist, beispielsweise nach einer Amputation oder einem Unfall. Für die Patienten kann es sich so anfühlen, als wäre das Glied noch da. Dieser Phantomschmerz kann sich im harmlosen Fall als Brennen oder Kribbeln äußern. Meistens leiden die Betroffenen aber unter sehr starken Schmerzen. Der Phantomschmerz entsteht meistens im Gehirn. Er ist absolut real und nicht imaginär. Die Art des Schmerzes ist sehr schwer zu behandeln. DMSO kann hier eine Lösung sein. Mehrere Patienten wurden bereits erfolgreich behandelt. Ärzte berichten, dass eine Therapie mit DMSO-Lotion bei täglicher Anwendung die Phantomschmerzen nach rund zwei bis drei Monaten verschwinden lassen kann.

Sportverletzungen

Bei Sportverletzungen aller Art hilft DMSO sicher und vor allem schnell. Wie erwähnt, hat das Mittel abschwellende, antientzündliche, muskelentspannende, schmerzlindernde und zellregenerierende Eigenschaften. Es eignet sich deshalb als Notfallmittel. Aber auch bei einer Dauertherapie kann es zur Anwendung kommen. Behandelbar sind unter anderem Prellungen, Verkalkungen, Knochenbrüche, Tennisarme, Gymnastikverletzungen, Verstauchungen, Zerrungen, Verrenkungen, Hämatome, Muskelkater, Schnitte und andere Sportverletzungen. Dr. Jacob, der die DMSO-Forschung in den 1960er-Jahren zum Laufen brachte, behandelte viele Sportler damit. Er verabreichte ihnen über einen gewissen Zeitraum DMSO-

Injektionen, sodass eine Heilung einsetzen konnte. Generell zeigt sich, dass Athleten, die mit DMSO behandelt werden, die Sportverletzung gut, problemlos und schnell überstehen. Da der Schmerz rapide nachlässt, müssen die meisten Sportler nur kurz mit dem Training stoppen. Auch die Schwellung klingt zügig ab, sodass die Funktion des Sportlers bald wiederhergestellt ist. Bei Überlastung der Achillessehnen oder Muskeln wirkt DMSO ebenfalls sehr schnell. Bei einem Knochenbruch scheint das Mittel zudem den Heilungsprozess zu beschleunigen. Einige Trainer und Sportärzte berichten hier von spektakulären Heilungen. Dr. Walker beschreibt in seinem Buch ausführlich, wie erfolgreich sich Sportverletzungen mit DMSO behandeln lassen, und nennt auch einige prominente Beispiele wie den Fall von June Jones, einem US-Footballspieler. Dieser konnte seine Sportverletzung, die ihn monatelang plagte, mit DMSO kurieren. Jeder kann die Schwefelverbindung bei Sportverletzungen anwenden. Es ist hier ein ideales und heilbringendes Hausmittel.

Wunden (offene Wunden, Schnittwunden, blutige Verletzungen)

DMSO ist eines der besten Mittel für die Behandlung von Wunden. Allerdings sollte das Lösungsmittel erst angewendet werden, nachdem die Wunde desinfiziert wurde. Desinfektionsmittel sind in jeder Apotheke günstig erhältlich. Je nachdem, wo sich die Wunde befindet, eignet sich eine 40- bis 60-prozentige Lösung. Am besten ist es, die DMSO-Lösung aufzusprühen, sodass die Wunde nicht direkt berührt werden muss. Nach der Anwendung verheilt die Wunde schnell. Sie sollte auch keine Hautschädigungen hinterlassen, denn, wie bereits erwähnt, DMSO regeneriert und repariert auch das Gewebe.

3.3 DMSO bei Krebserkrankungen

Bei Krebs, einer der gefürchtetsten Krankheiten der Welt, scheint DMSO für hoffnungsvolle und erfolgversprechende Ansätze zu sorgen. Bisher ist die Schulmedizin trotz verschiedener Behandlungsmethoden und Chemotherapie der oft todbringenden Erkrankung hilflos ausgesetzt.

Die Krebsforschung, die Unsummen an Geldern verschlingt, steckt noch in den Kinderschuhen. Ein wirklicher Durchbruch ist bisher ausgeblieben. Bei schulmedizinischen Behandlungen, die oft mit erheblichen Nebenwirkungen einhergehen, liegen die Überlebensraten im einstelligen Bereich. Dass da die Sinnhaftigkeit der herkömmlichen Krebstherapien hinterfragt wird, ist nicht verwunderlich.

Wenn konventionelle Therapien nicht helfen, lohnt es sich, neue Wege auszuprobieren. Vor allem naturheilkundliche Ansätze sind auf dem Vormarsch. Diese alternativen Therapieformen werden von der konventionellen Medizin leider noch nicht anerkannt. Auch dann nicht, wenn damit Heilungserfolge erzielt werden können. Dabei gibt es mittlerweile ausreichend Berichte über Patienten, die mit alternativen Therapieformen eine vollständige Heilung erfahren haben.

Was DMSO betrifft, gibt es bisher wenige, aber äußerst positive Erfahrungen in Zusammenhang mit Krebserkrankungen. In Labortests schien Krebs gut auf DMSO zu reagieren. Am Mount Sinai Hospital in New York City, schaffte es die Medizinerin Charlotte Friend, Krebszellen in normale Körperzellen umzuwandeln, indem sie diese in einem Teströhrchen mit DMSO-Lösungen in Kontakt brachte. Sie war eine der ersten Wissenschaftlerinnen, die das Lösungsmittel in der Krebsforschung einsetzte. Interessant ist, dass DMSO mehrere Eigenschaften vereint und die Substanz zudem ein starker Radikalfänger und hervorragendes Entgiftungsmittel ist. Es könnte zu einem der wichtigsten Arzneimittel für die Krebsbehandlung werden. In Tests wurde entdeckt, dass DMSO durch das gesamte Körpergewebe bis in die Krebszelle vordringen und sogar andere Krebsmittel dorthin transportieren kann. Eine Studie, die an der Universität in Fort Lauderdale, Florida, durchgeführt wurde, kombinierte DMSO mit dem Krebsmedikament Cyclophosphamid. Es zeigte sich eine starke Anti-Krebs-Aktivität, ohne dass sich die weißen Blutkörperchen verringerten. In weiteren Tests konnte nachgewiesen werden, dass nach der Zugabe von DMSO das Krebswachstum häufig zum Stoppen kommt. Andere Forschungen fanden heraus, dass das

Lösungsmittel sowohl alleine als auch in Kombination mit anderen Medikamenten das Immunsystem der Krebspatienten erhöhen kann.

Wichtige Krebsstudie zu DMSO

Eine große Krebsstudie aus Chile (Garrido und Lagos, 1975), die möglicherweise eine der wichtigsten Krebsforschungen ist, die jemals durchgeführt wurden, untersuchte DMSO in Kombination mit Aminosäuren und Cyclophosphamid. Diese Mischung wurde an 65 Krebspatienten angewandt, die als unheilbar eingestuft worden waren und bei denen herkömmliche Methoden versagt hatten. Die besten Ergebnisse wurden bei Patienten mit Lymphomen erzielt. Viele der Patienten fühlten sich nach der Anwendung fitter und körperlich stärker. Auch nahmen die starken Schmerzen, unter denen sie litten, ab, sodass sie zum Teil ohne Schmerzmittel und Morphine auskamen. Des Weiteren zeigte sich, dass DMSO die starken Nebenwirkungen der Chemotherapie stark reduzierte oder sogar eliminierte. Die positiven Aspekte der Chemotherapie wurden durch die Einnahme des Lösungsmittels nicht verringert. Die Studie kam zu dem Ergebnis, dass die Überlebensraten von Chemotherapie-Patienten mit DMSO zweifellos erhöht werden können.

Freie Radikale: Bei einer Krebserkrankung werden zahlreiche freie Radikale gebildet. Sie verursachen weitere Funktionsstörungen im Körper und schwächen diesen im Kampf gegen die Krankheit. DMSO, das als Radikalfänger agiert, kann als Zusatz bei der Krebsbehandlung viel bewirken. Es unterstützt die Zellregenerierung und schützt den Körper vor freien Radikalen. Mutierte Krebszellen können durch das Lösungsmittel wieder in den normalen Zustand gebracht werden. Das bedeutet: DMSO kann einen nicht funktionierenden Zellstoffwechsel reparieren. In Labortests wurden invasive Lungenkrebszellen mit Dimethylsulfoxid in Verbindung gebracht. Die Wissenschaftler staunten: DMSO hemmte das Wachstum, das Wuchern und die Neubildung von Krebszellen und stoppte ein Abwandern in andere Bereiche des Organismus.

- Viele Ärzte setzen DMSO mittlerweile zur Unterstützung bei der Chemotherapie ein.
- DMSO kann die Wirkung von anderen Krebsmedikamenten erhöhen und die Nebenwirkungen abschwächen.
- DMSO kann Krebszellen hemmen und unter Umständen wieder in den Normalzustand bringen.
- DMSO hätte in der Krebstherapie einen gebührenden Platz verdient.
- Weitere Krebsstudien mit DMSO sind geplant. Sie könnten das Interesse an dem Lösungsmittel als alternatives Krebs-medikament erhöhen.

3.4 Weitere Erkrankungen, die mit DMSO behandelt werden können

Auch in anderen Bereichen kann DMSO als Hausmittel angewendet werden. Dimethylsulfoxid verbessert die Symptome von zahlreichen Krankheiten. Diese alle zu beschreiben, würde den Rahmen dieses Buches sprengen. Deshalb finden Sie nun eine Auflistung für weitere DMSO-Anwendungen. Unter anderem lassen sich folgende Beschwerden und Krankheiten mit dem Lösungsmittel behandeln:

- ADHS
- Akne
- Allergien
- Atemwegserkrankungen
- Augenerkrankungen
- Bänderriss
- Bandscheibenvorfall
- Bauchspeicheldrüsenentzündung
- Borreliose
- Burn-out
- Bronchitis
- Nebenwirkungen durch Chemotherapie
- Demenz
- Durchblutungsstörungen

- Embolie
- Epilepsie
- Fersensporn
- Fußschmerzen
- Haarwachstumsbeschwerden
- Hals- und Rachenentzündungen
- Hämatome
- Herpes
- Hundebisse
- Hühneraugen
- Insektenstiche
- Ischiassyndrom
- Konzentrationsschwierigkeiten
- Krampfadern
- Migräne
- Mittelohrentzündung
- Nagelbettenzündungen
- Nagelpilz
- Nasennebenhöhlenentzündung
- Neurodermitis
- Ohrgeräusche
- Operationsnachwirkungen
- Prostataentzündungen
- Rückenmarksverletzungen
- Schleimbeutelentzündung
- Schleudertrauma
- Schuppenflechte
- Sehnenentzündungen
- Zahnschmerzen

4

So wirkt DMSO im Körper: Wissenschaftliche Erklärung

In diesem Buch wurden bereits die vielen Wirkungen von DMSO erklärt. Doch warum wirkt das Lösungsmittel so vielfältig? Wie lässt sich erklären, dass die organische Verbindung so etwas wie ein Universalheilmittel ist? Normalerweise gibt es für jede Krankheit und jedes Symptom eine andere Substanz. Doch mit diesem schwefelhaltigen Mittel lassen sich mehrere Beschwerden lindern, und zwar äußerlich wie innerlich. Der Grund: DMSO vereint viele Eigenschaften und ist schmerz- und entzündungshemmend. Außerdem erweitert es die Gefäße, fördert die Zell- und Wundheilung, entspannt und wirkt gegen Viren, Pilzinfektionen und Bakterien. Da es sich um ein bipolares Lösungsmittel handelt, dringt DMSO erstaunlich schnell durch die Haut bis in den Blutkreislauf oder die Zelle vor. Die natürlichen Zellbarrieren stellen für die Substanz ebenfalls kein Problem dar. Andere Mittel und Wirkstoffe können sich an DMSO andocken und kommen so dorthin, wo sie hinsollen. Als Trägersubstanz kann das Lösungsmittel jedes andere Medikament durch den Körper in die Zellen befördern. Eine Behandlung mit DMSO in Kombination mit anderen Arzneien bringt zudem ein viel besseres Ergebnis. Deshalb befindet sich in vielen Medikamenten ein geringer Anteil von DMSO als Inhaltsstoff.

Warum Dimethylsulfoxid all das kann, ist noch nicht ganz erforscht. Die Wirkungsweise ist komplex, sodass noch nicht alle Details bekannt sind. Forscher wissen aber, dass die organische Schwefelverbindung, sobald sie in den Körper gelangt, von diesem fast komplett in organischen Schwefel umgewandelt wird, kurz MSM. MSM ist ebenfalls als Behandlungsmittel bekannt. Der Rest des Lösungsmittels wird in Dimethylsulfid (eine weitere, schwefelhaltige Verbindung) zersetzt. Auch in vielen Lebensmitteln sind Schwefelverbindungen und Schwefel enthalten. Der menschliche Körper besitzt im Bindegewebe ebenfalls eine schwefelhaltige Verbindung. Alle natürlichen Schwefelverbindungen, seien es körpereigene oder durch die Nahrung aufgenommene, haben wichtige Funktionen. Unter anderem helfen sie, die Gelenke zu stabilisieren, und beteiligen sich an der Produktion von Gelenkflüssigkeiten und Knorpeln. Zudem wirken sie, genau wie DMSO, entzündungshemmend.

Was bedeutet das für die Wirkweise von DMSO? Der Stoff fungiert wie andere organische schwefelhaltige Substanzen wie eine Art natürlicher Reparateur, der die Erholung und Wiederherstellung anschiebt. Das gilt besonders für die Zellen, die durch die Schwefelverbindungen zur Neubildung angeregt werden, was wiederum die Heilung von Krankheiten fördert. Aufgrund der hohen Verweilzeit von Dimethylsulfoxid im Körper – knapp zwei Tage – kann sich die Wirkung gut entfalten. Danach wird das Lösungsmittel über den Urin ausgeschieden. Einige der vom Körper zersetzten Verbindungen verbleiben sogar bis zu 400 Stunden im Organismus. Wissenschaftler folgern daraus, dass die Wirkungsweise von DMSO im Körper andauert. Es hat sich zudem gezeigt, dass die Zersetzung immer gleich verläuft. Das bedeutet, es spielt keine Rolle, wie die Substanz eingenommen wird (oral, als Injektion, äußerlich etc.).

- DMSO transportiert alles in den Körper, was mit ihm in Verbindung kommt.
- DMSO wird leicht aufgenommen, wenn es auf die menschliche Haut gegeben wird. Noch schneller wird oral verabreichtes DMSO aufgenommen.

DMSO verfügt über eine starke Wasserstoffverbindung mit soge-
nannten Hydroxylgruppen. Dadurch bekommt die Substanz die
Fähigkeit, hydroxyle Radikale einzufangen. Diese freien Radikale
sind hochgiftig und unter anderem für die Zerstörung von Knorpeln und Gelenken verantwortlich. DMSO ist sogar eine der wenigen
bekannten Substanzen, die den Körper von diesen freien Radikalen
entgiften kann. Sie werden dann ausgeschieden. In der Folge kommt
es zu einer Entzündungsheilung und rückläufigen Schmerzen. Vor
allem bei Arthritis, die von hydroxylen Radikalen verursacht wird,
kann DMSO viel bewirken. Die Eigenschaft, dass sich DMSO besser
mit Wasser verbindet, als es Wassermoleküle tun, ist demnach von
hoher Bedeutung. Das ist auch einer der Gründe, warum DMSO
zelluläre Schäden reparieren kann - es ist in der Lage, die Wasser-
struktur im Inneren der Zelle zu verändern. Dieses neuartige therapeutische Prinzip und dessen Potenzial ist noch nicht komplett
erforscht. Wissenschaftler haben aber bereits damit begonnen, das
metabolische Geheimnis dieser Heilleistung zu erkunden.

In Studien haben Wissenschaftler herausgefunden, dass die DMSO-
Lösung bereits fünf Minuten nach dem Auftragen auf der Haut im
Blut nachweisbar ist. Nach vier bis sechs Stunden erreicht die Lösung
ihren Höhepunkt, was die Wirksamkeit betrifft. Dadurch, dass die
Substanz nicht nur lokal auf der betroffenen Stelle wirkt, sondern in
den gesamten Körper gelangt, lässt sich eine ganzheitliche Behandlung
erzielen.

Wissenschaftliche Studien belegen: DMSO ist ein hochwirksames, sicheres Heilmittel

Die medizinische Literatur umfasst weltweit über 3000 wissenschaftliche
Studien zu DMSO, in die rund eine halbe Million klinische Patienten
einbezogen sind. Viele renommierte Fachjournale berichteten bereits
über das therapeutische Prinzip der Substanz. Die Forschungen wurden
unter anderem an wichtigen Universitäten in Ländern wie der USA,
Russland, England, Japan, Deutschland, Skandinavien, der Schweiz,
Chile und Argentinien durchgeführt. Dr. Morton Walker beschreibt
in seinem bereits erwähnten Buch verschiedene Studienergebnisse. In

den von ihm veröffentlichten Forschungen konnten viele Heileigenschaften wissenschaftlich bestätigt werden. Dazu gehört auch, dass DMSO ab einer Lösung von 35 Prozent das Wachstum von Bakterien hemmt und freie Radikale einfängt, die im Anschluss über die Nieren ausgeschieden werden. Auch ließen sich in den Studien die entzündungshemmenden und entzündungsvorbeugenden Eigenschaften eindeutig nachweisen. Der Stoff wirkt in allen Bereichen des Körpers und übt positiven Einfluss auf das Wohlbefinden aus. Menschen, die zu Erkältungen und Infektionen tendieren oder ein schwaches Immunsystem haben, profitieren von DMSO als Präventionsmittel.

4.1.1 Außergewöhnlicher Effekt bei Antibiotikum

Dr. Jacob, ein Pionier in der Forschung der Substanz, fand mittels Tests heraus, dass DMSO bei Patienten, die gegenüber einem Antibiotikum immun geworden waren, dies wieder ändern kann. Wenn DMSO mit Antibiotikum kombiniert wird, wandelt es Bakterien, die dem verabreichten Antibiotikum gegenüber resistent sind, so um, dass sie wieder auf das Antibiotikum ansprechen. Diese DMSO-Eigenschaft ist von großer Bedeutung. Im Jahr 1968 wurde das Lösungsmittel bei ersten klinischen Studien an Menschen mit vielen verschiedenen Arzneimitteln kombiniert und für unterschiedliche Krankheiten verabreicht: unter anderem für Rheuma, Herz-Kreislauf-Krankheiten, Insuffizienz, Blasenbeschwerden, Senilität und Hautinfektionen. Die Kombinationen erzielten stets bessere Heilungsergebnisse als das alleinige Arzneimittel. Dank mehrerer Klinikstudien konnte zudem gezeigt werden, dass eine Mischung aus DMSO mit Idoxuridin in der Lage ist, Gürtelrose zu heilen. In England wird diese Mischung mittlerweile verschrieben.

Weiterhin konnte nachgewiesen werden, dass DMSO chronische Blasenkrankheiten heilen kann. Deshalb ist die schulmedizinische Behandlung dieser Krankheit mit der Substanz in vielen Ländern erlaubt. Aus mehreren klinischen Studien resultierte zudem, dass intravenös verabreichtes DMSO bei der gefährlichen und nicht heilbaren Krankheit Amyloidose die Symptome lindert. Alle Arten von Schmerzen konnten durch eine äußerliche (topische) Anwendung schnell gelindert werden.

Besonders hervorragend eignet sich DMSO für die Behandlung von Arthritis sowie Bindegewebeverletzungen. Was bisher unklar erscheint, ist lediglich die Wirksamkeit der entzündungshemmenden Eigenschaft bei bestimmten Erkrankungen. Studien konnten bisher keine Beweise liefern, dass die Substanz Einfluss auf die Entwicklung oder Heilung von degenerativen Gelenkentzündungen wie bei Arthrose nehmen kann. Aus diesem Grund sollte die Anwendung von DMSO ausschließlich zur Schmerzbehandlung verwendet werden und keine regulären, entzündungshemmenden Mittel ersetzen.

4.1.2 Vorsicht bei Kombination mit anderen Arzneimitteln

Zwar verstärkt das Lösungsmittel die Wirkung von anderen Arzneimitteln, aber ob die Kombination immer sicher ist, konnte bisher nicht eindeutig geklärt werden. Dazu müssten Tests mit allen verfügbaren Medikamenten in Kombination mit DMSO gemacht werden. Was die Wissenschaftler bisher wissen, ist, dass die Substanz neurotoxische Wechselwirkungen hervorruft, wenn sie zusammen mit Sulindac eingenommen wird. Dieses entzündungshemmende Medikament ist aber in Deutschland nicht zugelassen und die einzige Wechselwirkung, die bisher bekannt ist. Dennoch sollten Patienten, die starke Medikamente einnehmen müssen, vor der DMSO-Anwendung mit ihrem behandelnden Arzt Rücksprache halten.

4.1.3 Fazit: Positive Studienergebnisse bestätigen die Wirkung

An dieser Stelle lassen sich noch viele weitere positive Studienergebnisse zitieren. Sie alle sprechen eine eindeutige Sprache. Schade ist, dass sich die Pharmaindustrie nach wie vor gegen DMSO ausspricht. Das liegt einerseits daran, dass sich das Lösungsmittel nicht patentieren lässt, und zum anderen daran, dass es die Einnahme von einigen Medikamenten überflüssig machen könnte. Vor allem Schmerzmittel und Kortison ließen sich drastisch herunterfahren – und das will die Pharmaindustrie natürlich vermeiden.

5

Anwendung und Dosierung

In diesem Kapitel geht es um die praktische Anwendung von DMSO, denn bevor dieses ausprobiert wird, sollten ein paar Fakten bekannt sein. Auch wenn das Lösungsmittel als sehr sicher eingestuft ist, sollten Sie dieses Kapitel sorgfältig durchlesen. Das Mittel hat nicht nur medizinische Wirkungen, sondern zeigt auch chemische Reaktionen. DMSO in seiner Reinform wird, wenn es an einem Ort mit einer Temperatur von 18 Grad oder niedriger aufbewahrt wird, fest. Es verflüssigt sich aber schnell, sobald es wieder einer höheren Temperatur ausgesetzt wird. Wer DMSO im Winter bestellt, wird es wohl in fester Form zu Hause angeliefert bekommen. Es reicht, die Flasche in ein warmes Wasserbad zu stellen. Dann verflüssigt es sich zügig und lässt sich benutzen. DMSO ist lange haltbar. Das gilt auch, wenn es mit Wasser verdünnt wird. Allerdings muss die Lagerung stets lichtgeschützt erfolgen. Das unverdünnte konzentrierte DMSO sollte nicht in Kinderhände gelangen, denn es ist brennbar und kann unverdünnt die Schleimhäute reizen. Am besten wird es im Apothekenschrank aufbewahrt.

5.1 Wissenswertes rund um die DMSO-Anwendung

1. DMSO lässt sich nicht in der Apotheke kaufen. Dort sind lediglich Sportsalben und Gele erhältlich, die DMSO in geringer Dosis enthalten.
2. DMSO als Einzelwirkstoff ist im Internet bei vielen Anbietern bestellbar.

49

3. Die Lösung darf nicht unvermischt in seiner Reinform angewendet werden. Die jeweilige Mischung/Verdünnung muss
   selbst zusammengestellt werden.

4. Erhältlich ist DMSO in verschiedenen Mengen bis zu einem
   Liter.

5. DMSO ist lichtempfindlich und wird deshalb in einer
   undurchsichtigen oder braunen Flasche geliefert. Es sollte
   dem Sonnenlicht nicht ausgesetzt werden.

6. Wer DMSO in der Kühltruhe lagert, erhöht die Haltbarkeit.

7. Bei der Mischung von DMSO mit Wasser oder anderen
   Zutaten sollte mit einer Pipette oder Spritze gearbeitet
   werden. Auf Sauberkeit ist zu achten!

8. Des Weiteren werden zum Mischen geeignete Gefäße wie
   kleine Fläschchen oder ein Becher aus Glas benötigt.

9. Bitte **keine Mischgefäße aus Plastik** oder anderem Kunststoff verwenden. Zum einen könnte das Lösungsmittel bei
   Berührung damit reagieren. Zum anderen löst es die im
   Kunststoff enthaltenen Weichmacher. Sie werden dann mit
   in den Körper befördert.

10. Für eine Anwendung auf Wunden oder entzündeten Stellen
    sind kleine Sprühflaschen aus Glas vorteilhaft.

11. Zum Verdünnen eignet sich destilliertes Wasser am besten.
    Wer keines hat, sollte das Leitungswasser zuvor kurz abkochen.

12. Beim Mischen von unverdünntem DMSO sollte die Flasche
    nicht in die Nähe der Augen kommen, da diese sonst unnötig
    gereizt werden.

13. **Nicht erschrecken:** Beim Mischen von DMSO mit Wasser
    wird die Flüssigkeit sofort warm. Das ist aber ein angenehmer
    Effekt beim Auftragen.

14. Reines DMSO sollte nicht eingeatmet werden.

15. Beim Auftragen auf die Haut sollte während der Einwirk-
    zeit der Kontakt mit Kleidungsstücken oder Möbelstücken
    vermieden werden. Sonst werden eventuell nicht erwünschte
    Stoffe mit in den Körper transportiert.

16. DMSO verdunstet nicht. Die Mischung kann auch in einem offenen Gefäß verbleiben. Allerdings sollte sie dann zügiger verwendet werden.

Allgemeine DMSO-Konzentrationen

Bevor detailliert auf die Dosierung eingegangen wird, werden an dieser Stelle die allgemeinen von Medizinern empfohlenen Mischverhältnisse aufgelistet.

Anwendung auf der Haut/auf Beinen/Armen: 60–80 Prozent

Anwendung an Gelenken oder Muskeln: 40–70 Prozent

Betupfen von Warzen: 80–90 Prozent

Sportverletzungen: 60–80 Prozent

Offene Hautstellen: 30–50 Prozent

Anwendung in Augen/Ohren: 30–50 Prozent

Wie wird abgemessen? Das Abmessen von DMSO und Wasser sollte am besten mit einer Pipette erfolgen. Wer diese nicht zur Hand hat, kann sich mit einem Tee- oder Esslöffel behelfen. Das Mischverhältnis von zum Beispiel sechs Esslöffeln DMSO mit vier Esslöffeln Wasser ergibt eine 60-prozentige DMSO-Lösung. Das Gleiche gilt für Teelöffel: sechs Teelöffel DMSO mit vier Teelöffeln Wasser ergeben ebenfalls eine 60-prozentige DMSO-Mischung. Bei zwei Esslöffeln DMSO und acht Esslöffeln Wasser erhält man eine 20-prozentige DMSO-Lösung. Eine 90-prozentige DMSO-Lösung erreicht man mit neun Ess-/Teelöffeln DMSO und einem Ess-/Teelöffel Wasser usw.

5.2 Die verschiedenen Anwendungsmöglichkeiten

Wer DMSO gezielt verwendet, kann nicht nur der Ursache von Schmerz und Krankheit entgegenwirken, sondern auch eine schnellere Heilung erzielen. Besonders dann, wenn das Lösungsmittel mit anderen Medikamenten kombiniert wird. Durch eine gezielte Bekämpfung der Ursache kann sich der Körper wieder regenerieren. Wie bereits erwähnt, lässt sich der Wirkstoff bei zahlreichen Beschwerden anwenden. Die Anwendung erfolgt entweder oral, äußerlich (topisch) oder mit einer Injektion/Infusion.

Bei einer äußerlichen Anwendung kann die DMSO-Lösung direkt auf die jeweilige Stelle aufgetragen werden. Wenn DMSO oral eingenommen wird, geht es gezielt Entzündungen oder Schmerzen an. Das beste Ergebnis lässt sich mit einer Injektion erzielen. So gelangt der Wirkstoff direkt ins Blut, in die Knochen oder das Gelenk. Die Injektion sollte aber nicht zu Hause, sondern nur von einem Arzt durchgeführt werden.

5.2.1 Äußerliche Anwendung

DMSO dringt zwar in den Körper ein wie ein Messer in Butter, doch es wirkt natürlich an der Stelle, an der es angewendet wird, am besten. Wer die Substanz auf einen verstauchten Arm gibt, wird genau dort die intensivste Wirkung erfahren. Selbst, wenn es sich danach im ganzen Körper verteilt. Das bedeutet: Mit DMSO lassen sich Beschwerden gezielt an der Stelle, wo sie auftreten, behandeln. Im Umkehrschluss heißt das: Man sollte wissen, wo und warum DMSO zur Anwendung kommt.

- Was die DMSO-Konzentration angeht, so lässt sich folgende Faustregel anwenden: Die Konzentration nimmt von den Füßen hin zum Kopf ab. In zahlreichen Studien hat sich gezeigt, dass hellhäutige Menschen und Personen mit roten oder blonden Haaren empfindlicher auf die Substanz reagieren. Sie sollten deshalb mit einer geringer konzentrierten DMSO-Lösung starten.

Bei der äußerlichen Anwendung sollte stets sorgfältig vorgegangen werden. Das Auftragen wird etwas Zeit in Anspruch nehmen. Wichtig ist, dass DMSO nicht auf Gegenstände, den Boden, Möbel oder die Kleidung gelangt. Vor dem Einreiben der betroffenen Hautstelle sollte diese vollständig entkleidet sein. Es ist ratsam, immer beide

Seiten der Körperstelle zu bestreichen. Wenn die Anwendung am Bein oder Fuß erfolgt, ist es hilfreich, weiße Tücher unter die behandelnde Stelle zu legen. Vor dem Auftragen sollte die jeweilige Körperpartie außerdem kurz mit Wasser gereinigt werden. Hierfür bitte keine Seife verwenden. Wenn es ans Auftragen geht, sollte die Körperpartie großflächig und vollständig mit der Lösung bestrichen werden. Egal, ob mit einem Pinsel, eingecremt oder mit Sprühflasche aufgetragen, die DMSO-Lösung benötigt **rund 20 Minuten**, bis sie vollständig eingezogen ist. Bis dahin sollte die behandelte Stelle nicht mit Kleidung bedeckt werden.

- Tipp: Bei der Behandlung von kleinen Hautstellen, Warzen und Ähnlichem kann ein Wattestäbchen zum Auftragen verwendet werden.
- Für Augen- und Ohrentropfen bitte ein Braunglasfläschchen mit Pipette benutzen. Das Wasser sollte im besten Fall steriles Wasser bzw. destilliertes Wasser sein.
- Bei Ohrenentzündungen können wenige DMSO-Tropfen einer 30- bis 40-prozentigen Lösung bereits ausreichen.
- Bei Behandlungen am Bauchnabel einfach auf den Rücken legen und die Wasser-DMSO-Mischung in den Bauchnabel einträufeln.
- Egal, ob DMSO als Gel, Creme oder flüssig aufgetragen wird, es sollte nicht eingerieben, sondern nur aufgestrichen oder aufgetupft werden.
- DMSO-Mundspülungen helfen bei Zahnproblemen oder sonstigen Verletzungen/Entzündungen im Mundraum. Am besten ist es, die Mundspülung mehrere Minuten lang durchzuführen.
- Für eine verstärkte Wirkung kann die äußerliche Anwendung mit der oralen kombiniert werden.

In einigen Fällen wie akuten Gelenkschmerzen und schlimmen Entzündungen der Haut ist es sinnvoll, **einen DMSO-Umschlag** anzuwenden. Das erhöht die Wirkung. Die Binde wird zu diesem Zweck mit der DMSO-Lösung getränkt (auch ist es möglich, diese mit einer Wund- oder Heilsalbe zu vermischen) und im Anschluss auf die Verletzung gegeben. Wichtig ist, dass die Binde fest um die jeweilige Stelle gewickelt wird, damit der Körper die Lösung konstant aufnehmen kann.

Wer die DMSO-Lösung zum **ersten Mal äußerlich anwendet,** sollte mit einer leichten Lösung, sprich einer hohen Verdünnung beginnen. Das Mittel wirkt schnell, aber bisweilen kann es bei den ersten Anwendungen zu einer empfindlichen Hautreaktion kommen. Wenn die leichte DMSO-Lösung gut vertragen wird, können die Dosis und der DMSO-Anteil problemlos erhöht werden.

Bei der **Behandlung von Narben** ist es grundsätzlich sinnvoll, eine hohe DMSO-Konzentration zu nutzen. Zum einen ist die Haut an dieser Stelle unempfindlicher, zum anderen wird bei einer hohen Konzentration eine bessere Wirkung erzielt. Wenn es juckt oder kribbelt sollte dem Drang, zu kratzen, widerstanden werden.

Wer möchte, dass die DMSO-Lösung **besser auf der Haut haften bleibt,** kann sich mit einer Creme oder einem Gel behelfen. Diese sollten aber frei von Konservierungsstoffen sein und sich zum Mischen eignen wie zum Beispiel ein Aloe-Vera-Gel. Zu beachten ist dabei, dass die Einwirkzeit durch die Creme verlängert wird. Des Weiteren ist Aloe Vera nicht allzu lange haltbar. Deshalb sollte die Creme immer frisch zubereitet werden. Ein gutes Verhältnis ist 50:50 oder 60:40.

Wer DMSO äußerlich anwenden, aber keine bestimmte Stelle am Körper behandeln möchte, kann die Lösung großflächig auf die Beine auftragen. Das DMSO gelangt so sehr schnell in den Blutkreislauf und erreicht verschiedenste Körperteile im Inneren.

Großflächige Einreibungen an Beinen: 50–80 Prozent
Großflächige Einreibungen an Rumpf und Armen: 40–70 Prozent
Offene Wunden: 40–60 Prozent
Ohren- und Nasentropfen: 30–40 Prozent
DMSO-Augentropfen: 1–2 Prozent
Betupfen von kleinen Stellen wie Warzen: 80–100 Prozent
DMSO-Mundspülung: 5–15 Prozent

5.2.2 Innerliche Anwendung

Eine weitere Möglichkeit der Verabreichung ist die innerliche beziehungsweise orale Anwendung. Diese Form der Einnahme bietet sich an, wenn DMSO ganzheitlich und nicht nur lokal wirken soll. Das DMSO gelangt durch die orale Einnahme nämlich zu sämtlichen Körperpartien und Organen. Zudem wird durch die innerliche Anwendung das DMSO vom Körper in verschiedene Bestandteile zerlegt. Dabei bildet sich MSM. Diese bereits erwähnte Schwefelverbindung hat ebenfalls umfassende Wirkungen. Das ist als positiv anzusehen.

Wie lässt sich DMSO für die innere Anwendung dosieren?

- **Ein Gramm pro Körpergewicht führt bei innerlicher Anwendung** zu keinerlei Vergiftungserscheinungen. Diese Dosis ist unbedenklich. Eine Person, die 65 Kilogramm wiegt, kann demnach täglich bis zu 65 Gramm DMSO einnehmen. Doch auch bei höheren Dosierungen passiert nichts. Da müsste schon eine sehr große Menge des Lösungsmittels eingenommen werden, damit es zu einer toxischen Reaktion kommt.

Wie bei der äußeren Anwendung sollte auch bei der oralen Einnahme am Anfang mit einer niedrigen Dosierung gestartet werden. Das erste Mal bietet es sich an, **rund drei Milliliter DMSO** - das ist die Menge eines Teelöffels - mit etwa 250 Milliliter Wasser verdünnt zu trinken. Die Mischung sollte kurz mit einem Löffel verrührt werden.

Wem die Lösung mit Wasser nicht schmeckt, der kann auch Tee oder einen Fruchtsaft zum Mischen verwenden. Die Dosierung kann in kleinen Schritten erhöht werden, wenn sich keine Besserung der Beschwerden einstellen sollte. **Mehr als zehn Milliliter** (sprich zehn Teelöffel DMSO) sollten es aber nicht auf einmal sein, sonst wird die Mischung sehr bitter. Der beste Zeitpunkt für das flüssige DMSO-Getränk ist morgens nach dem Frühstück.

- DMSO wirkt entwässernd und sollte deshalb nicht abends getrunken werden. Sonst muss man nachts ständig auf die Toilette.

Die zuvor erwähnte intravenöse Verabreichung sollte nicht eigenständig durchgeführt werden. Am besten ist es, wenn ein Arzt oder eine Arzthelferin diese verabreicht. Sollte es bei der Infusion oder Injektion zu Nebenwirkungen kommen, dann liegt es daran, dass die Gerätschaften verunreinigt waren. Spritzen und Behälter sollten bei einer intravenösen Anwendung deshalb zuvor unbedingt desinfiziert werden. **Nochmals:** Für den Selbstversuch ist diese Methode nicht geeignet.

- DMSO als Infusion wird bei schweren Krankheiten oder Notfällen in einer Klinik verabreicht. Vor allem, wenn große Mengen des Wirkstoffs gegeben werden müssen, bietet sich die Infusion an. Wer eine Infusion mit DMSO wünscht, kann sich an einen erfahrenen Arzt oder Heilpraktiker wenden.
- Das Trinken von DMSO kann für manche Menschen unangenehm sein. Der charakteristische Geruch und Geschmack nach Austern oder Knoblauch nimmt beim Trinken nochmal zu. Einige Personen werden danach mehrere Stunden nach Knoblauch riechen.
- **Wichtig:** DMSO darf nicht pur getrunken werden! Es ist zwar nicht lebensgefährlich, dennoch könnte es zu Brennen im Mund und anderen Nebenwirkungen kommen.

Bei der oralen Anwendung: Mit drei Millilitern (das sind in etwa 3,5 Gramm) DMSO beginnen. Ist kein Effekt spürbar, sollte die doppelte Dosis ausprobiert werden. Die Menge lässt sich täglich weiter erhöhen. Bis zu 25 Milliliter pro Tag reichen aus.

5.3 Worauf bei der Anwendung achten?

Ein Test der Verträglichkeit ist vor der ersten Anwendung unbedingt angebracht. Zwar treten in der Regel keine allergischen Reaktionen auf, aber in wenigen Fällen kann es durch DMSO zu Irritationen oder Allergien kommen.

Der Verträglichkeitstest lässt sich ganz einfach durchführen. Dafür reicht es aus, ein paar Tropfen DMSO mit Wasser zu vermischen. Ein Verhältnis von 7:3 ist optimal. Danach müssen nur einige Tropfen dieser Konzentration auf den Innenarm (dort ist die Haut am sensibelsten) gegeben werden. Im Anschluss muss die Lösung eintrocknen. Wenn es zu einer allergischen Reaktion wie Quaddeln, Pusteln, starkem Juckreiz oder Ähnlichem kommen sollte, dann werden sich diese nach ein bis drei Stunden zeigen. Ist das der Fall, so darf DMSO nicht weiter angewendet werden. Bisher gab es aber bei keinem Nutzer eine starke Unverträglichkeit auf DMSO. Der Test dient eher als Vorsichtsmaßnahme.

- Übrigens: Eine leichte Rötung oder ein bisschen Juckreiz ist normal, das passiert oft bei den ersten Anwendungen und ist eine harmlose Nebenwirkung von DMSO. Diese Effekte verschwinden nach ein paar Anwendungen wieder.

5.3.1 DMSO für Kinder

DMSO ist nicht nur ein Hausmittel für Erwachsene. Auch Kindern und Babys kann es verabreicht werden. Wie in diesem Kapitel zur Dosierung weiter vorne beschrieben, muss die Konzentration nur an das Körpergewicht des Kindes angepasst werden. Bei Babys und Kleinkindern reicht eine minimale Dosierung von 0,05 Gramm pro Kilogramm Körpergewicht aus. Generell brauchen Kinder keine hohe Dosierung, da ihr Organismus sensibler auf das Heilmittel reagiert. Vor der ersten Anwendung bei einem Kind gilt es auch hier, einen Verträglichkeitstest zu machen.

5.3.2 DMSO für Schwangere und Stillende

Schwangere und stillende Mütter sollten, wenn möglich, auf DMSO verzichten. Grundsätzlich sollten in der Schwangerschaft sämtliche Medikamente gemieden werden. Wenn es zu einem Notfall kommt wie einer Sportverletzung oder Wunde können Schwangere DMSO auftragen. Sie sollten aber die übliche Dosis reduzieren und nur 0,05 Gramm pro Kilogramm Körpergewicht einnehmen. Bei Bedarf kann die Dosis auf das Doppelte erhöht werden. Doch das sollte nur in Absprache mit einem Arzt erfolgen.

- Frauen, die nicht schwanger sind, aber einen Kinderwunsch hegen, können mit einer DMSO-Hydrotubationsbehandlung die Erfolgschancen auf eine Schwangerschaft um 50 Prozent erhöhen. Zu diesem Ergebnis kamen mehrere Studien.

5.3.3 DMSO bei blutverdünnenden Medikamenten

Wer aufgrund einer Erkrankung blutverdünnende Medikamente einnimmt, muss bei der Anwendung von DMSO nichts weiter beachten. Auch in diesem Fall lässt sich das Lösungsmittel problemlos nutzen. Die Wirkungsweise wird nicht beeinträchtigt. Bei anderen Medikamenten wäre das möglicherweise der Fall. Doch DMSO arbeitet nicht gegen die Blutverdünnung. Messungen in Studien haben ergeben, dass der Gerinnungswert mit DMSO immer im Rahmen bleibt. Dennoch: Wer Blutverdünner einnimmt, sollte bei der Einnahme von DMSO vorsichtig bleiben und seine Blutwerte regelmäßig überprüfen.

5.4 Die richtige DMSO-Dosierung

DMSO ist ein sehr gut verträgliches Heilmittel, das vielfach und in verschiedenen Dosierungen von Menschen benutzt wurde, ohne dass es je zu Komplikationen kam. Da aber jede Person anders auf ein Medikament reagiert, muss die Behandlung individualisiert werden. Das heißt, die jeweilige optimale Dosierung und DMSO-Konzentration variiert. Während manche mit einer kleinen Dosierung schon große Erfolge erzielen, benötigen andere die doppelte Menge, um Beschwerden lindern zu können. Dennoch lassen sich allgemeine Dosierungsangaben machen.

Wie weiter vorne im Buch beschrieben, ist **die beste DMSO-Lösung eine 50- bis 80-prozentige Mischung.** Manchmal hilft aber nur eine 90-prozentige Lösung. Allerdings sollte zuerst mit einer kleineren Dosierung und Konzentration begonnen werden, und diese dann langsam erhöht werden. Generell sind bei Anwendungen auf dem Gesicht, Nacken, Ellenbogen, in der Achselhöhle und am Knie geringere Konzentrationen vorzuziehen, da die Haut an diesen Stellen empfindlicher ist. Mediziner wie Dr. Morton raten, im Gesicht eine Lösung von **maximal 50 Prozent** anzuwenden.

Wie oft die DMSO-Lösung am Tag verabreicht wird, basiert auf dem Urteil des Arztes sowie der eigenen Einschätzung. Bei Entzündungen und Gesundheitsproblemen wie Muskelschmerzen und -verletzungen gilt: Je früher die DMSO-Lösung auf die verletzte Stelle aufgetragen wird, umso besser ist das Heilungsergebnis. Die Haut muss dabei immer sauber, schweißfrei und trocken sein. Und zwar bei jedem Gebrauch.

Ein Beispiel: Ein 14-jähriger Junge hatte eine Platzwunde mit Schwellung im Gesicht. Ihm wurde sofort DMSO verabreicht. Bereits nach 15 Minuten ließen die Schmerzen und Schwellungen nach. Die Platzwunde heilte ohne Komplikationen und schnell ab.

- Eine 70- bis 80-prozentige DMSO-Lösung sollte am besten großflächig auf und um die Verletzung herum und **dreimal am Tag** angewendet werden. (Es spricht im Notfall nichts dagegen, das noch öfter zu tun.) Im Durchschnitt lässt sich damit eine vollständige Heilung bei vier von fünf Personen erzielen.
- Oft wird nach 24 Stunden schon ein Fortschritt bemerkt.
- Je nachdem, wie intensiv die entsprechende Stelle behandelt werden soll, lässt sich DMSO bei starken Schmerzen und Beschwerden auch mehrere Male (sobald die Lösung eingezogen ist) hintereinander auf die Haut auftragen.

Bei Gicht und den einhergehenden Schmerzen wird innerhalb von 30 Minuten nach dem Auftragen eine Linderung erzielt. Die Schmerzlinderung hält in der Regel vier Stunden an. Hier ist es angebracht, die Anwendung viermal täglich zu wiederholen. Dann können Schmerz und Gicht unter Kontrolle gehalten werden.

Hinweis: Einreibungen sind nur bei Muskelkrämpfen angebracht. Auch bei arthritischen Gelenken kann eine DMSO-Einreibung hilfreich sein. Generell ist aber einfaches Auftragen besser.

6

Nebenwirkungen von DMSO

Siebenmal sicherer als Aspirin

DMSO hat nur wenige bis keine Nebenwirkungen. Bei einigen Menschen kann eine höhere DMSO-Konzentration aber zu einer leichten Hautrötung führen. Erfahrungen haben gezeigt, dass diese nach ein paar Anwendungen nicht mehr auftauchen. Bei etwa jedem dritten Anwender kommt es zu einem leichten brennenden Gefühl oder mildem Juckreiz an der Hautstelle, auf der DMSO aufgetragen wurde. Nur sehr wenige Patienten berichten bei der Anwendung von Bläschenbildung, einer Hautentzündung, Schuppenbildung oder Hautrauheit. Keine der genannten Nebenwirkungen ist eine toxische Reaktion. Einige der Effekte entstehen durch Dehydration oder dadurch, dass DMSO Hautfette mit in den Körper transportiert.

Neben möglichen leichten Hautreaktionen kann es zu einem knoblauchartigen Geschmack im Mund kommen. Zwar ist DMSO geruchlos, es entfaltet aber einen Geschmack, sobald es eingenommen wird. Auch können der Atem oder die Haut unangenehm und deutlich nach Knoblauch oder Austern riechen. Dieser Geruch wird meistens von einem selbst nicht wahrgenommen, wohl aber von der Familie oder engen Freunden. Der Geruch verschwindet aber spätestens nach einem Tag wieder.

- Wer beim Trinken dem Nachgeschmack von DMSO entgegenwirken möchte, kann die Lösung mit einem leckeren Gemüse- oder Obstsaft vermischen.

Grundsätzlich weist der Wirkstoff keinerlei Toxizität auf, wenn er als Mischung über die Haut oder oral eingenommen wird. Dennoch sollte er wie alle organischen Lösungsmittel nicht inhaliert oder eingeatmet werden, denn DMSO verdunstet nur sehr langsam. Beim Mischen, oder wenn die DMSO-Lösung mit einem Spray auf die Haut gesprüht wird, besteht die Gefahr, etwas von dem Wirkstoff einzuatmen. Hier gilt es, einfach etwas aufzupassen. Es kann zwar nichts Gefährliches passieren, aber unerwünschte Effekte lassen sich so vermeiden.

- DMSO ist nicht krebserregend.
- DMSO löst in der Regel keine Allergien aus.
- Allergien, die bereits vorhanden sind, wie Pollen-, Hausstaub- oder Tierhaarallergien werden durch DMSO nicht verstärkt.

Die in den 1960er-Jahren vermuteten Nebenwirkungen wie Augenprobleme, die bei einer regelmäßigen Anwendung von DMSO auftreten könnten, bestätigten sich nicht. Weder in Studien noch in Untersuchungen noch aufgrund eines Patientenberichts ließen sich Augenschädigungen durch die Einnahme nachweisen. Bis heute kam es zu keinem einzigen Fall von Augenerkrankungen durch den Wirkstoff.

Nochmals: Es gibt nur wenige und harmlose Nebenwirkungen, die durch DMSO entstehen können. Keine davon ist gefährlich. Im Normalfall handelt es sich lediglich um Hautirritationen. Der US-Fernsehsender ABC interviewte in den 1980er-Jahren in der Show „Good Morning America" einen Chemiker, der zu dieser Zeit Direktor an einem DMSO-Forschungszentrum war. Er sagte damals: „Die Toxizität von DMSO ist sehr gering. Es ist nicht wahr, dass es gefährlich ist. Verglichen mit Aspirin ist DMSO ein viel sichereres Arzneimittel. Menschen kommen um, wenn sie Aspirin nehmen. Durch die Anwendung von DMSO kam bisher niemand ums Leben."

- Die Schlussfolgerung ist demnach, dass es keine ernsthaften Nebenwirkungen gibt. DMSO schadet auch Frauen nicht, die während einer DMSO-Behandlung schwanger waren. Durch seine Eigenschaft als Radikalfänger kann der Stoff sogar die Nebenwirkungen und gesundheitlichen Schäden, die durch starke Strahlungen wie radioaktive Strahlungen entstehen, vermindern oder sogar verhindern. Auch scheint eine langfristige Einnahme von DMSO keine gesundheitlichen Folgen zu haben. Menschen, die den Wirkstoff über einen Zeitraum von 40 Jahren und mehr verwendet haben, waren bis ins hohe Alter bei bester Gesundheit und wurden sehr alt. Zwar kann nicht nachgewiesen werden, ob sich die gute Gesundheit alleine auf DMSO zurückführen lässt. Mediziner glauben aber, dass DMSO präventiv wirkt.

Hinweis: Nebenwirkungen können durch unvorsichtige Anwendung in Erscheinung treten!

Vorsicht ist bei der Anwendung auf der Haut geboten. Wer hier nicht sauber arbeitet oder wenn sich auf der betreffenden Körperstelle noch Cremereste oder Parfüm befinden, können diese und andere Stoffe mit dem DMSO zusammen in den Körper transportiert werden. Das sollte vermieden werden. Das bedeutet auch, dass nach dem Auftragen des Wirkstoffs keine Kleidung auf der Hautstelle liegen sollte, da sonst möglicherweise giftige Färbemittel mit in die Haut befördert werden. Ebenfalls aufpassen sollte man bei einer starken Konzentration von 80 bis 90 Prozent. Wird diese auf eine sensible Hautstelle wie die Innenhandfläche aufgebracht, kann sich die Haut eventuell runzeln. Mit den richtigen Vorkehrungen und einer vorsichtigen Handhabe dürfte aber nichts davon passieren.

6.1 Wechselwirkungen mit anderen Medikamenten

Da DMSO ein idealer Transportstoff ist, wird die Substanz gerne zusammen mit anderen Medikamenten verabreicht. Dadurch werden sie in ihrer Wirkung verstärkt und gelangen zudem dorthin, wo sie hinsollen. Besonders häufig wird DMSO in Salben kombiniert. Dennoch lässt sich der Wirkstoff nicht einfach so mit jedem Medikament einnehmen. Auch wer DMSO parallel zu bestimmten Arzneimitteln anwendet, sollte aufpassen. Zwar gibt es nur wenige Wechselwirkungen, doch wie bei jedem anderen Heilmittel auch sind diese vorhanden.

So kann DMSO die Wirkung von **kortisonhaltigen Medikamenten** um ein Vielfaches verstärken. Des Weiteren sind Wechselwirkungen mit bestimmten Antibiotika, Schmerzmitteln, Alkohol und Arzneimitteln, die Gold enthalten, bekannt. Auch sollte DMSO nicht mit **Cholinesterase-Hemmstoffen** verabreicht werden, die unter anderem in Parasympathomimetika vorkommen. Das sind Arzneimittel, die zur Behandlung von Grünem Star, Mundtrockenheit, Alzheimer, Pupillenverengung, Darmverschluss oder Blasenentleerungsstörungen eingesetzt werden.

Bei allen anderen Arzneimitteln handelt es sich bei den Wechselwirkungen um die eben genannte positiv anzusehende Wirkverstärkung. Im Einzelfall ist diese aber nicht erwünscht. Ärzte empfehlen bei einer gleichzeitigen Einnahme von DMSO mit anderen Medikamenten, zuerst nur kleine Mengen des Lösungsmittels zu verwenden. Auch sollte Rücksprache mit dem Arzt gehalten werden, wenn es sich um lebenswichtige Arzneimittel und Medikamente handelt, die man einnehmen muss.

- Die Wirkverstärkung, die DMSO verursacht, hat bei Patienten einen positiven Effekt. Durch die Einnahme des organischen Lösungsmittels lässt sich die Dosierung von einigen Medikamenten, die starke Nebenwirkungen verursachen, deutlich reduzieren. So können auftretende Nebenwirkungen dieser Arzneimittel reguliert und reduziert werden.
- DMSO verstärkt die Wirkung von Kortison um das bis zu 1000-fache. Das kann gefährlich werden. Hier bitte vor der Einnahme mit dem behandelnden Arzt sprechen.
- Bei der dauerhaften Einnahme von Medikamenten kann die Kombination mit DMSO positive Auswirkungen auf die Gesundheit haben.
- Die begeisterten Rückmeldungen der Anwender lassen vermuten, dass Wechselwirkungen, außer bei den oben genannten Medikamenten, eine eher unbedeutende Rolle spielen.

6.2 DMSO in jedem Alter – für wen eignet es sich?

Grundsätzlich darf DMSO von jedem eingenommen werden. Alter und Geschlecht spielen keine Rolle. Dennoch: Wer schwer krank ist oder starke Medikamente einnehmen muss, sollte bei der Anwendung von DMSO vorsichtig sein. Des Weiteren ist es ratsam, dass Schwangere auf den Wirkstoff verzichten. Es sind zwar keine Nebenwirkungen bekannt, die das Ungeborene gefährden könnten, aber schwangere Frauen sollten generell auf die Einnahme von nicht notwendigen Arzneimitteln verzichten.

Was eine DMSO-Behandlung bei Kindern, vor allem Kleinkindern bis fünf Jahre, angeht, so sollte diese erst nach ärztlicher Rücksprache oder auf ärztliche Anordnung hin erfolgen. Bei offenen Wunden, Narben oder leichten Verletzungen können Kinder ohne Rücksprache behandelt werden. Hier sind lediglich die Dosierungsangaben und die Konzentration zu beachten. Kinder reagieren sensibler, haben eine sensible Haut und zudem ein geringes Körpergewicht.

- Kinder sollten grundsätzlich keine DMSO-Lösung einnehmen, die eine über **50-prozentige Konzentration** hat. Auch darf maximal 0,5 Gramm pro Kilogramm Körpergewicht verabreicht werden.
- Mit Hausmitteln und Arzneimitteln sollte bei der Behandlung eines Kindes grundsätzlich nicht experimentiert werden. Hier ist es ratsam, zuerst mit dem Kinderarzt zu sprechen.
- DMSO kann in die Muttermilch übergehen, deshalb sollten stillende Mütter auf eine Anwendung verzichten, und wenn, nur eine geringe Dosierung verwenden. Zwar gibt es keine bekannten Nebenwirkungen, aber zum Schutz des Neugeborenen sollte kein DMSO in diesem Zeitraum angewendet werden.

6.3 Kontroverse Wundermittel: Pharmaindustrie will nichts von DMSO wissen

Warum wird DMSO nicht zugelassen, wenn es doch so viele positive Berichte und Studien gibt? Das ist eine Frage, die sich Anwender und Ärzte stellen. Und wer dieses Buch liest und alle Heileigenschaften des Lösungsmittels kennt, wird das ebenfalls wissen wollen. Dass das Skepsis oder Verunsicherung bezüglich der Anwendung hervorruft, ist verständlich. Also, woran liegt es? Warum halten sowohl die Pharmaindustrie als auch die Arzneimittelzulassungsstellen Abstand von DMSO? Und weshalb gibt es bis heute so viele Kontroversen um die organische Schwefelverbindung, wenn diese bereits seit über 40 Jahren erfolgreich zur Behandlung verschiedenster Krankheiten zum Einsatz kommt? Zumal viele medizinische Salben bereits eine geringe Dosierung von DMSO besitzen?

Der plausibelste Grund ist, dass DMSO als natürliche chemische Verbindung nicht patentiert werden kann und für die Pharmaindustrie wenig gewinnbringend ist. Da sich das Mittel bei verschiedenen Krankheiten einsetzen lässt, könnte es andere Arzneimittel überflüssig machen. Zudem ist DMSO günstig herstellbar. Wenn DMSO auf den Markt käme, gäbe es demnach eine Fülle von verschiedenen Herstellern. Zwar ist das auch jetzt schon der Fall, aber die Pharmaindustrie ist an großem Profit interessiert, und mit DMSO wäre das nicht möglich. Allerdings hat nicht nur die Pharmaindustrie ein Wörtchen mitzureden. Auch die Arzneimittelzulassungsstellen spielen eine Rolle. Sie hatten sich bereits in den 1960er- und 1970er-Jahren mit der Substanz beschäftigt und erteilten anfangs die Erlaubnis für Zulassungsstudien. Als bei Tierversuchen, die sehr hohe Dosen des Lösungsmittels erhielten, Augenprobleme auftraten, ruderten die Zulassungsstellen aus Angst vor einem Medikamentenskandal zurück. Sie unterbanden alle weiteren wissenschaftlichen Studien. Zwar stellte sich im Nachhinein heraus, dass die bei Tieren auftretenden Augenprobleme nicht bei Menschen vorkommen, doch zu diesem Zeitpunkt war DMSO bereits eines der am meisten diskutierten Heilmittel.

Dr. Jacob, der, wie Sie wissen, ein Pionier in der Forschung des Heilmittels war und der dem Lösungsmittel sein ganzes Leben verschrieben hatte, konnte die Behauptungen über die versteckte Toxizität widerlegen. Bis heute gibt es keine Beweise auf Schädigungen des menschlichen Auges. Doch auch er schaffte es nicht, die Kontroversen um DMSO aus der Welt zu schaffen. Immerhin wird Dimethylsulfoxid als verlässliches biologisch-medizinisches Heilmittel in einigen Ländern offiziell für die Behandlung bestimmter Krankheiten wie Gürtelrose, Blasenentzündung und Arthrose erlaubt. Das ist ein großer Fortschritt.

Doch nach wie vor gibt es keine komplette Zulassung, obwohl die positiven Fakten durch immer neue Studien bestätigt und durch neue Erkenntnisse aktualisiert werden. Die Verlierer sind in diesem Fall die medizinischen Anwender und Ärzte, die vielen Patienten mit DMSO das Leben erleichtern könnten.

- Nur fünf Jahre, nachdem Dr. Jacob die therapeutischen Heilmöglichkeiten von DMSO entdeckt hatte, wurde das natürliche Mittel von der US-Zulassungsbehörde, der Food and Drug Administration, verboten.
- Das Verbot begründete sich auf eine Studie, in der sich DMSO negativ auf die Sehfähigkeit bei Kaninchen, Hunden und Schweinen ausgewirkt hatte. Es kam bei diesen Tieren zu vorübergehender Kurzsichtigkeit.
- Zu diesem Zeitpunkt gab es noch keine ausreichenden Studien zu den Nebenwirkungen bei Menschen.
- Zahlreiche Patienten rund um den Globus nehmen DMSO dennoch zur Linderung ihrer Beschwerden ein, ohne jegliche Nebenwirkungen zu erleiden.

Trotz all der guten Eigenschaften, der sehr guten Verträglichkeit und der wenigen, harmlosen und nur leichten Nebenwirkungen, kann sich DMSO weiterhin nicht durchsetzen. Es bleibt offiziell verboten. Das liegt auch daran, dass die Zulassungsbehörden auf eine Doppelblindstudie bestehen, die bisher noch nicht durchgeführt wurde. Da

DMSO bei der Anwendung einen knoblauchartigen Geschmack und zudem oft einen Körpergeruch nach Knoblauch verursacht, erschwert das eine Doppelblindstudie mit Placebos. (Die FDA erlaubt DMSO mittlerweile für die Behandlung von chronischer Blasenentzündung.)

6.3.1 DMSO – Wundermittel, oder nicht? Besser als sein negativer Ruf!

DMSO hat bei vielen Anwendern den Ruf eines wahren Wundermittels. Kritiker dagegen beschimpfen es als falsches Wundermittel. Dr. Jacob erkannte damals, dass der wundersame Ruf des Lösungsmittels zu einem Problem werden würde. Tatsächlich hat es dem faszinierenden Heilmittel die Chance genommen, sich als solches zu etablieren. Statt sich ernsthaft mit den Wirkungen zu beschäftigten, erschwerte der Ruf, ein Wundermittel zu sein, die Zulassungen. Selbst in Deutschland, wo es zuerst zu einer offiziellen Zulassung als Arzneimittel kam, ruderten die Behörden wieder zurück, als die Medien DMSO in den Himmel lobten. Zudem bedrohte die Substanz die Pharmaindustrie.

Studien, die in Büchern zu diesem Thema beschrieben werden – auch Dr. Morton erwähnt sie –, zeigen, dass DMSO ein sicheres und wirkungsvolles Arzneimittel ist, das als siebenmal sicherer gilt als Aspirin und zudem deutlich besser wirkt als das klassische Schmerzmittel. Darüber hinaus hat es deutlich geringere Nebenwirkungen. Es handelt sich um einen ungefährlichen Stoff. Das macht DMSO natürlich zu keinem Wundermittel, denn kein Medikament kann Wunder vollbringen. Es deshalb als schlechtes und gefährliches Heilmittel zu verurteilen, wird dem Ganzen aber nicht gerecht. Der Pharmaindustrie kommt das natürlich entgegen. Statt die negativen Vorurteile zu widerlegen oder den Mythos Wundermittel zu entkräften, nutzt sie den schlechten Ruf für sich aus, um die Anwender zu beeinflussen.

Auf der anderen Seite stehen die Befürworter des Lösungsmittels. Sie loben DMSO in höchsten Tönen, deklarieren es als Top-Heilungsmittel und versprechen Anwendern Heilungen bei Krankheiten, die selbst mit dieser hochwirksamen Substanz nicht heilbar sind. Diese Aussagen fördern die Akzeptanz der organischen Schwefelverbindung als Heilmittel leider wenig.

Eine neutrale und ernsthafte Auseinandersetzung mit DMSO und eine objektive wissenschaftliche Betrachtungsweise sind deshalb angebracht. Das vorliegende Buch verspricht aus diesem Grund keine Wunderheilung. Auch wenn die positiven Effekte überwältigend sind, nicht jeder Mensch reagiert gleich auf das Mittel. Und so verlockend es ist, DMSO als ein wahres Wundermittel zu deklarieren, sollte bei diesem Thema Seriosität beibehalten werden. Nichts ist schlimmer, als falsche Versprechungen abzugeben. Selbst dann, wenn die zahlreichen positiven Effekte auf verschiedene Krankheiten, Entzündungen und Schmerzen bereits eingehend bekannt sind.

6.3.2 DMSO als Wirkverstärker

Wie mehrfach erwähnt, steht fest, dass die Kombination von Dimethylsulfoxid mit anderen Medikamenten deren Wirkung verstärken kann. Das Arzneimittel wird deshalb als Wirkverstärker von Kortison verwendet. Dadurch lässt sich das mit vielen Nebenwirkungen behaftete Steroidhormon niedriger dosieren. In vielen Fällen kann die Dosierung unter die sogenannte Cushing-Schwelle fallen. Das ist die Grenze, ab der die Einnahme des Wirkstoffs nach zwei Wochen zu schwerwiegenden Nebenwirkungen führt. Durch die Einnahme von Kortison in Kombination mit DMSO profitieren Patienten von mehreren positiven Effekten: Sie müssen weniger Kortison zu sich nehmen, profitieren von einer Wirkverstärkung und leiden unter weniger Nebenwirkungen. Auch lassen sich so langfristige Schäden vermeiden.

6.3.3 Ausblick: DMSO ist kein Wundermittel, aber Heilmittel der Zukunft

Der Naturstoff DMSO scheint sich in letzter Zeit zusehends durchzusetzen. Immer mehr Forscher, Ärzte, Heilpraktiker, Wissenschaftler und Privatpersonen greifen auf DMSO zurück oder entdecken es neu. Viele Mediziner sind von der hohen Wirksamkeit überzeugt. Die Verwendung von DMSO als Transportstoff wird in der Medizin allgemein als sehr positiv angesehen. Deshalb kommt es in diesem Bereich häufig zur Anwendung.

Wie bei allen Naturheilmitteln – denken Sie nur an Cannabis – dauert es lange, bis die Schulmedizin einen natürlichen Wirkstoff akzeptiert. Aber, wie der Fall medizinisches Marihuana zeigt, Vorurteile und ein negativer Ruf können sich ändern. Mittlerweile wird Cannabis weltweit in der Schulmedizin angewendet. Das macht Hoffnung auf eine Zulassung von DMSO und weitere medizinische Studien. Die Substanz kann so viel Positives bewirken. Besonders bei der Behandlung von Krebs. Natürlich gilt auch hier: DMSO kann Krebs nicht heilen und ist auch kein Wundermittel. Aber es reduziert die Symptome, verbessert den Allgemeinzustand und fördert einen gesunden Zellaufbau. Die Krankheit kann sich verlangsamen. Möglicherweise kann DMSO sogar in Kombination mit anderen Mitteln das Krebswachstum hemmen und zum Stoppen bringen. Hier sind weitere Studien vonnöten.

- Bisher ist das Lösungsmittel in der alternativen Krebstherapie stark umstritten. Dabei könnte die Substanz von großem Vorteil sein, da es viele weitere positive Effekte auf den Körper hat.

Bis sich die Hoffnungen einer Zulassung erfüllen, sollte jeder seine eigenen Erfahrungen machen. Im Internet lassen sich Tipps und Therapiemethoden mit anderen Anwendern austauschen. Die positiven Effekte auf die Gesundheit lassen sich jedenfalls nicht mehr leugnen. Da außerdem keine wirklich nennenswerten Nebenwirkungen auftreten, ist die Eigenanwendung ungefährlich und kann als begleitende Behandlung von bestimmten Krankheiten nicht schaden.

Ganzheitliches Heilmittel: DMSO ist ein natürliches Mittel, mit dem sich Krankheiten, Schmerzen und Wunden erfolgreich therapieren lassen. Es hat die Eigenschaft, den Heilungsprozess zu beschleunigen und das allgemeine Wohlbefinden zu verstärken. Aber DMSO heilt die Erkrankung nicht von sich aus. Vielmehr aktiviert es die Heilkräfte, die der eigene Körper besitzt. So kommt es zu einer Art *Selbstheilung* und zu mehr *Energie*. Die ganzheitliche Wirkung sorgt dafür, dass auch andere Beschwerden gelindert werden. Dennoch: Wenn die Ursache der Krankheit nicht bekannt ist, kann DMSO *keine Wunder* vollbringen. Die Einnahme sollte deshalb keinen Arztbesuch ersetzen.

Was die Schmerztherapie anbelangt, hat DMSO tatsächlich so etwas wie wundersame Eigenschaften. Viele Patienten, die ihren Schmerzen hoffnungslos ausgeliefert waren, erfuhren dank DMSO eine Heilung oder Linderung der Schmerzen. Aber auch hier gilt: Das betrifft eine sehr hohe Anzahl an Patienten, aber nicht jeden.

Zusammenfassend lässt sich sagen: Bei DMSO von einem Wundermittel zu sprechen, schadet diesem Wirkstoff nur und bestätigt die Pharmaindustrie und Zulassungsbehörden in ihren Vorbehalten. Damit die organische Schwefelverbindung zu einem unerlässlichen Bestandteil der Naturheilkunde und Schulmedizin wird, sollte in Zukunft nicht mehr von einem Wundermittel, sondern von einem wirkungsvollen Heilmittel gesprochen werden. Dann steht dem hervorragenden Naturarzneimittel und bipolaren Lösungsmittel, das bis in die Zelle vordringen kann, eine positive Zukunft als ganzheitliches Therapiekonzept mit revolutionären Ansätzen bevor.

7

DMSO-Kauf: Qualitätsunterschiede beachten

DMSO ist in verschiedener Art im Handel, im Internet sowie bei Online-Apotheken erhältlich. Bei örtlichen Apotheken wird man allerdings kein Glück haben. Diese verkaufen das Lösungsmittel in der Regel nicht. Im Gegenteil: Apotheker warnen eher davor. Den Weg kann man sich also sparen. Nun aber zu den verschiedenen Arten, in denen DMSO zu erwerben ist:

- Flüssigkeit – Substanz für den gesamten Organismus sowie innerliche und äußerliche Anwendung
- Creme – nach sportlicher Anstrengung, bei Gelenk- und Muskelschmerzen, ideal zum Einmassieren in die verschiedenen Hautpartien, beugt Muskelkater vor
- Spray – zur Anwendung bei Sportverletzungen, Prellungen, Krämpfen, Muskelkater, Schnittwunden, Dehnungsstreifen und Akne
- Gel – gleiche Anwendungsmöglichkeiten wie bei Creme und Spray
- Kapseln – für die ganzheitliche Wirkung und innere Anwendung

Wie bereits erwähnt, kann DMSO sowohl äußerlich als auch innerlich angewendet werden. Vor dem Kauf ist es gut zu wissen, dass das Lösungsmittel in unterschiedlicher Qualität existiert und von verschiedenen Herstellern angeboten wird. Bereits bei der Internetsuche zeigt sich, dass es zig Anbieter und Shops gibt, die den Wirkstoff offerieren. Da kann man am Anfang leicht den Überblick verlieren oder sich überfordert fühlen.

Damit am Schluss kein Fehlkauf getätigt wird, sollte in der Produktbeschreibung auf ein paar Dinge geachtet werden. Unter anderem lassen sich wichtige Informationen auf der Webseite des Herstellers nachlesen. Auch kann sich an den Kundendienst gewendet und nach der Qualität von DMSO gefragt werden. Wichtig ist, dass es eine Lösung von pharmazeutischer/medizinischer Qualität ist. Nur so lässt sich gewährleisten, dass das Produkt auf Verunreinigungen hin überprüft und der Inhalt kontrolliert worden ist. Die Hersteller erwähnen das in der Regel und weisen auf pharmazeutisches, geprüftes DMSO hin.

- Geprüftes DMSO ist mit dem Hinweis **„Ph. Eur. geprüftes DMSO"** versehen. Das ist so etwas wie ein Gütesiegel und bedeutet „nach europäischem Arzneibuch (Ph. EUR.) zertifiziert".
- Auch ein Händler mit Bio-Zertifizierung (DE-ÖKO-070) oder TÜV-Siegel bietet Sicherheit beim Kauf.
- Wenn DMSO-Produkte keine Bezeichnung wie „Ph. Eur." tragen, handelt es sich mit ziemlicher Sicherheit um DMSO von geringer technischer Qualität. Dieses kann Verunreinigungen oder Abbaustoffe enthalten. Es ist nicht zu empfehlen!

Bewertungen von anderen Anwendern helfen ebenfalls bei der Wahl des richtigen Produkts. Sie liefern zudem Erfahrungen und Anwendungsergebnisse mit. Da DMSO in der Herstellung sehr günstig ist, sollte von überteuerten Versionen Abstand gehalten werden. Diese haben selten eine bessere Qualität. Neben der Hochwertigkeit ist beim Kauf der Preis ein ausschlaggebendes Argument. Wer DMSO häufig anwenden will, benötigt ein kostengünstiges Mittel. Dieses wird sowohl von kleinen Anbietern als auch von großen Shops wie Robert Franz offeriert.

- DMSO ist entweder in Reinform als 99,9-prozentige Lösung erhältlich oder bereits als 60- bis 80-prozentige Mischung (meistens als Gel, Spray oder Salbe).
- Grundsätzlich ist reines DMSO immer günstiger als eine Mischung. Die preislichen Unterschiede sind groß. Reines DMSO im Handtaschenformat ist ab einem Euro zu erwerben. Fertige DMSO-Mischungen kosten zum Teil bis zu 40 Euro.
- Vorteil bei den Mischformen: Man muss nicht mehr selbst mischen.
- Wer DMSO in Reinform erwerben will, sollte unbedingt flüssiges DMSO auswählen. Dieses sollte in einer Braunglasflasche geliefert werden, da es einen Lichtschutz benötigt. Zudem können sich aus Glas keine Giftstoffe lösen, die sich dann mit dem Lösungsmittel vermischen. Bei Kunststoff ist das hingegen möglich.

In reiner Form wird DMSO lediglich in Ausnahmefällen wie bei Nagelpilz oder Warzen verwendet. Ansonsten muss gekauftes DMSO in Reinform immer gemischt werden. Sonst kommt es zu unangenehmen Nebenwirkungen.

Achtung: DMSO sollte nicht in einem Kunststoffmaterial geliefert werden. Auch sollte es nach dem Mischen nur in Glasbehältern oder Porzellanbehältnissen aufbewahrt werden. Denn: DMSO hat sehr gute Lösungseigenschaften.

7.1 DMSO selbst herstellen

Privat herstellen lässt sich Dimethylsulfoxid, sprich DMSO, nicht. Zwar handelt es sich um einen natürlichen Stoff, der aus Holz stammt, doch die Gewinnung ist nicht ganz einfach. Dafür ist eine katalytische Reaktion im Labor notwendig. Erst durch eine katalytische Oxidation mit Stickstofftetroxid und Sauerstoff kann Dimethylsulfoxid entstehen. Selbst wenn es theoretisch möglich wäre, DMSO zu Hause zu produzieren, hätte es nicht die notwendige Qualität. Wer das Mittel nutzen will, muss sich im Handel nach der Substanz umsehen. Wie erwähnt, ist dies in der Regel kostengünstig möglich.

7.2 DMSO richtig lagern

DMSO ist lichtempfindlich und kann sich, wenn es zu viel Licht oder der Sonne ausgesetzt wird, in seiner Haltbarkeit reduzieren. Deshalb ist es wichtig, DMSO richtig zu lagern. Ideal ist eine Aufbewahrung im Kühlschrank oder der Kühltruhe. Zwar friert die Lösung dann vorübergehend ein, doch das macht der Qualität und Haltbarkeit nichts aus. Sobald das Lösungsmittel wieder aus dem Kühlschrank genommen wird, taut es nach kurzer Zeit wieder auf. (Für ein schnelleres Auftauen darf auch ein warmes Wasserbad gemacht werden.) Mit der Zeit kann es aber trotz optimaler Lagerung zu einem unangenehmen Geruch kommen. DMSO riecht eigentlich nicht. Ein seltsamer Geruch ist also ein Zeichen dafür, dass die Substanz abgelaufen ist.

Über die Haltbarkeit lassen sich keine konkreten Angaben machen. Anwender sprechen von einer zehnjährigen Haltbarkeit und länger. Voraussetzung ist dabei immer eine richtige Lagerung und ein seltenes Öffnen der DMSO-Flasche.

- stets gut verschlossen und für Kinder unzugänglich aufbewahren
- Neben dem Kühlschrank bietet sich auch ein dunkler, trockener Vorrats- oder Medizinschrank zur Lagerung an.

8

DMSO mit anderen Naturheilmitteln und Präparaten kombinieren

Auch wenn DMSO viele Heileigenschaften besitzt und als Monopräparat bereits eine große Wirkung erzielt, so lassen sich dessen Wirkeigenschaften durch Kombination mit anderen Naturheilmitteln gezielt verstärken. Bei bestimmten Krankheiten oder Beschwerden ist es sinnvoll, eine weitere Substanz dazuzugeben. In der Praxis hat sich gezeigt, dass dies bei einer äußerlichen Anwendung besonders hilfreich ist. Entzündungen und Schmerzen lassen sich so in kurzer Zeit kurieren. Im Folgenden werden die gängigsten Kombinationen von DMSO mit anderen Naturheilmitteln und Präparaten vorgestellt.

• In Kombination mit anderen Heilmitteln ist es mit DMSO möglich, fast jede Krankheit zu behandeln.

8.1 DMSO in Kombination mit Procain

Procain, auch unter dem Namen Novocain bekannt, ist ein Arzneimittel, das häufig als Lokalanästhetikum zur Anwendung kommt. Es betäubt örtlich und wurde bereits vor über 100 Jahren entdeckt und patentiert. Damals kam es vor allem bei der Amputation zum Einsatz. Heute wird Procain vor allem bei Zahnbehandlungen oder Ohrenschmerzen eingesetzt. Aber auch in der Alternativmedizin findet das Mittel Anwendung.

Unter anderem kommt es dort in der Neuraltherapie zum Einsatz, um akute und chronische Erkrankungen zu behandeln. Procain soll in diesem Zusammenhang Funktionsstörungen im Organismus lösen, das Nervensystem aktivieren oder blockieren, Schmerzen stillen und die Selbstheilungskräfte aktivieren. Auch kann es die gestörte Nervenfunktion wieder reparieren. Eines der besten Beispiele ist hier der Hexenschuss. Der eingeklemmte Ischiasnerv, der große Schmerzen bereitet, wird durch Procain betäubt. Nun kann der Patient sich ausgiebig bewegen, und der Nerv sich befreien. Weitere Funktionen des Betäubungsmittels sind das Lösen von Muskelverkrampfungen und Blutgefäßverkrampfungen. Auch Krämpfe in Magen, Darm, Galle oder Harnröhre lassen sich mit Procain lösen.

Damit hat Procain in der Alternativmedizin eine ähnliche Funktion wie DMSO. Diese beiden Wirkstoffe miteinander zu kombinieren, ist deshalb sinnvoll. Durch das DMSO, das eine Taxifunktion besitzt, kann sich Procain besser durch das Gewebe arbeiten und in den umliegenden Bereichen verteilen. So kommt es zu einer effektiveren Behandlung der Schmerzen und Krämpfe. Gleichzeitig hat DMSO ebenfalls schmerzlindernde und krampflösende Eigenschaften. In der Praxis werden Procain und DMSO als Infusion verabreicht, und zwar nach Operationen, bei Verletzungen an der Wirbelsäule, Nervenschmerzen, Durchblutungsstörungen, Herzinfarkten, Schlaganfall sowie bei Rheuma und entzündlichen Erkrankungen.

- Die Kombination DMSO und Procain wirkt wie ein Boost und fördert eine schnelle und ganzheitliche Regeneration und Heilung.
- Die Mischung der beiden Wirkstoffe ist vor allem bei chronischen Krankheiten wie Rheuma, Nervenschmerzen, unklaren Schmerzzuständen und Beschwerden der Wirbelsäule sinnvoll.
- Dank DMSO gelangt Procain genau dort in das Gewebe, wo es wirken soll.
- Eine Selbstbehandlung mit Procain ist allerdings nicht möglich. Dafür ist eine Behandlung per Injektion notwendig.
- Ärzte und Heilpraktiker, die eine Neuraltherapie anwenden, werden die DMSO-Procain-Behandlung durchführen.

In einigen Fällen lässt sich Procain aber auch äußerlich als Mischung mit DMSO anwenden. Der Mediziner Hartmut Fischer erwähnt in seinem DMSO-Handbuch eine Anwendung über die Haut. Er rät zu einer Mischung von zwei Millilitern Procain und zwei Millilitern DMSO. Im Anschluss kann die Mischung auf die Stelle, an der die Beschwerden, die Entzündung oder Schmerzen sind, aufgetragen werden. Procain ist rezeptfrei in der Apotheke erhältlich.

8.2 DMSO mit Magnesiumöl

Eine sehr beliebte Kombination ist DMSO mit Magnesiumöl. Das lebenswichtige Mineral wird für die meisten Stoffwechselprodukte im Körper benötigt. Für die Entspannung der Muskeln ist es essenziell. Magnesium wird in der Regel über die Nahrung aufgenommen. Aber eine bessere Wirkung wird erzielt, wenn das Mineral über die Haut in den Körper gelangt. Das Magnesiumöl oder Magnesiumchlorid (Magnesiumsalz) kann problemlos im Handel gekauft werden. Entweder direkt als Öl oder in Form von Granulat für die eigene Herstellung von Öl, Spray oder einer Lösung.

Das Magnesiumöl lässt sich zur Wirkverstärkung wunderbar mit DMSO mischen. Unter anderem wird die Magnesiumöl-DMSO-Mischung bei allen möglichen Hautproblemen, Durchfall, Muskelschmerzen und Muskelkrämpfen, Neurodermitis, Arthrose, Arthritis und diversen Hautkrankheiten verwendet. Aber auch für die Behandlung von Narben bietet sich diese Mischung an.

- Magnesiumöl-DMSO-Mischungen sind im Handel erhältlich, sodass diese nicht eigenständig zusammengestellt werden müssen. Neben den genannten Anwendungsgebieten kann diese Wirkstoffkombination auch bei anderen gesundheitlichen Beschwerden verwendet werden.
- Magnesiummangel kommt häufig vor. Es kann nie schaden, dem Körper Magnesium zuzuführen.
- Sowohl DMSO als auch Magnesium sind gut verträglich und sorgen für gute Heilerfolge.

Um eine äußere Anwendung zu gewährleisten, sollte die eigens zusammengestellte Mischung vier Teile DMSO und sechs Teile Magnesiumchlorid-Lösung/Magnesiumöl enthalten. Zum Abmessen kann ein Teelöffel verwendet werden. Die Mischung lässt sich im Anschluss problemlos mit dem Finger oder einem Pinsel (Naturhaar) auf die Haut auftragen. Alternativ kann die flüssige Mischung auch in eine Sprühflasche gegeben werden.

Für die Behandlung von Narben sollte aber ein anderes Mischungsverhältnis verwendet werden. Erfahrungen haben gezeigt, dass die besten Wirkungen mit sechs Teilen DMSO und vier Teilen Magnesiumöl erzielt werden. Damit die Mischung richtig funktioniert, sollte sie großflächig und großzügig auf dem Narbenbereich verteilt werden. Auf ein Einmassieren sollte verzichtet werden. Danach ist es wichtig, die DMSO-Magnesiumöl-Mischung 30 Minuten einwirken zu lassen. Je nach Verträglichkeit lassen sich die Narben auch mit Microneedling behandeln. Dann wirkt die DMSO-Mischung doppelt so schnell. Im Handel gibt es sogenannte Microneedling-Roller, auch Dermaroller genannt, zu kaufen. Sie sind bereits ab einem Preis von zehn Euro erhältlich. Die Narben regenerieren sich durch eine regelmäßige Behandlung. Mit der Magnesiumöl-DMSO-Mischung können sie sogar ganz verschwinden.

- Günstige Dermaroller bestehen aus gestanzten Scheiben mit Nadeln, diese sind oft nicht so fein wie die teure Alternative. Wer sensible Haut hat, sollte beim Kauf auf Roller mit einzelnen Nadeln achten.

8.3 DMSO in Kombination mit Heilpflanzen

Die Heilkraft von Pflanzen lässt sich durch die Kombination mit DMSO um ein Vielfaches verstärken. Die Kombinationsmöglichkeiten sind vielfältig. Alle Heilpflanzen, getrocknet oder frisch, lassen sich mit DMSO mischen. Das geht auch sehr unkompliziert. Einfach die jeweiligen Heilpflanzen in ein Glas geben und DMSO darüber schütten, sodass alle Teile der Pflanze damit bedeckt sind. Nun sollte die Mischung ein paar Tage stehengelassen werden, damit sich die Wirkstoffe der Heilpflanze vollständig lösen können. Im Gegensatz zu Alkohol nimmt DMSO die Pflanzenwirkstoffe komplett auf.

Nach der mehrtägigen Einwirkphase muss die Flüssigkeit im Anschluss abgeseiht werden. Wichtig ist, hierfür nur Behälter aus Glas oder Porzellan zu verwenden, damit keine Giftstoffe in die Heil-pflanzen-DMSO-Mischung gelangen. Die Lösung kann nun äußer-lich angewendet werden.

- DMSO lässt sich übrigens auch mit Pflanzenölen (ideal ist Kokosnussöl) und pflanzlichen Cremes vermischen. So lassen sich heilende sowie hautpflegende Wirkungen erzielen.
- Durch die gezielte Auswahl der Heilpflanze kann DMSO die gewünschte Wirkung verstärken und den natürlichen Wirk-stoff bis in den Zellkern transportieren.
- Neben Heilkräutern und -pflanzen kann DMSO auch mit Blüten, Blättern, Wurzeln, Rinden, Propolis, Weihrauch und Moos vermischt werden.
- Klassische Heilkräuter-DMSO-Mischungen sind: Ginseng-DMSO, Brennnessel-DMSO, Huflattich-DMSO, Veilchen-DMSO, Lungenkraut-DMSO, Mönchspfeffer-DMSO, Spitzwegerich-DMSO, Kastanie-DMSO, Katzenkralle-DMSO

8.4 DMSO in Kombination mit Cremes und Aloe-Vera-Lotion

DMSO kann allen Cremes und Lotionen beigegeben werden, sodass die Hautstraffung und -glättung verstärkt wird. Diesen Effekt sollten sich wirklich alle zunutze machen. DMSO ist ein hervorragendes Anti-Aging-Mittel und Wirkverstärker sämtlicher Substanzen wie eben auch Cremes und Lotionen. Wer einen Verjüngungseffekt erzielen will, kann DMSO mit Hyaluronsäure oder Meerwasser vermischen. Hier sind der Kreativität keine Grenzen gesetzt. Alle Inhaltsstoffe, die gut für die Haut sind, werden dank DMSO verbessert. Heilbringende Effekte lassen sich erzielen, wenn DMSO mit Aloe-Vera-Creme oder

Aloe-Vera-Lotion vermischt wird. Damit lassen sich Sonnenbrand oder Brandwunden sehr gut heilen. Anwender berichten, dass eine Mischung von Aloe-Vera-Creme und DMSO Akne und Hautunreinheiten verbessert und zudem die angegriffenen Hautstellen beruhigt.

- Durch die dickflüssige Konsistenz lässt sich DMSO leichter auf die betreffenden Hautstellen auftragen.
- Natürlich lässt sich die Kombination von Aloe-Vera-Gel mit DMSO auch für alle möglichen anderen Beschwerden verwenden.
- Zudem profitiert gesunde Haut durch die Kombination von DMSO mit Cremes oder Aloe Vera.
- Wer nicht selbst mischen will, findet im Internet einige Hersteller, die eine fertige DMSO-Aloe-Vera-Kombination anbieten.

Die ideale Mischung von Aloe-Vera-Gel und DMSO ist ein 3:7-Verhältnis, sprich 30 Prozent Aloe-Vera-Gel und 70 Prozent DMSO.

Für ein DMSO-Gesichtswasser eignet sich isotonisches Meerwasser als Kombinationsmittel. Diese Mischung ist optimal, wenn sie einen Teil DMSO und neun Teile Meerwasser enthält. Vor dem Auftragen auf das Gesicht sollte dieses mit Wasser gereinigt werden. Dann kann die Mischung mit einem Wattepad oder der Hand auf das Gesicht gegeben werden. Anwender werden merken, wie schnell sich die Haut durch die natürliche Mineral-Schwefel-Mischung strafft.

8.5 DMSO mit Hämatoxylin

Hämatoxylin ist ein basischer Farbstoff. Infusionen von DMSO in Kombination mit Hämatoxylin werden in der Alternativmedizin verwendet, um Krebserkrankungen zu behandeln. Vorwiegend kommt die Mischung bei der Behandlung von Tumoren zum Einsatz. Es hat sich gezeigt, dass diese Kombination Arzneien wie Antibiotika, Kortison und andere Medikamente, die beträchtliche Nebenwirkungen haben, weniger notwendig macht, sodass diese Arzneimittel in der Dosierung stark reduziert werden können. Ein Segen für die Patienten.

8.6 MMS/CDL in Kombination mit DMSO: lebensgefährlich

Die in Medien und im Internet häufig angepriesene MMS-DMSO-Mischung wird in diesem Buch nicht behandelt. Entgegen der weit verbreiteten Meinung, dass MMS harmlos sei, ist genau das Gegenteil der Fall: Das Miracle Mineral Supplement ist nämlich nichts anderes als Natriumchlorit. Diese Chemikalie sorgt für das Entstehen von CDL, sprich Chlordioxid. Dieser Stoff ist sehr giftig, ätzend, umweltgefährlich und brandfördernd und wird als stark gesundheitsschädigend eingestuft. CDL wird ebenfalls als alternatives Heilmittel angepriesen, kann aber lebensgefährlich sein und zu schlimmen Schäden im Organismus oder sogar zum Tod führen. Deshalb sollte weder mit MMS noch mit CDL experimentiert werden. Eine Mischung mit DMSO würde die negative Wirkung dieser Stoffe noch weiter verstärken. Es gibt auch keinen wissenschaftlichen Nachweis, dass diese beiden Stoffe wirken. Ganz im Gegenteil: MMS und CDL haben lebensbedrohliche Nebenwirkungen. Derzeit wird in den USA gegen MMS- und CDL-Mittel vorgegangen. Auch deutsche Behörden warnen vor diesen giftigen Stoffen. Sie raten Menschen, die MMS-Einnahme zu stoppen und sich an einen Arzt zu wenden, da möglicherweise bereits gesundheitliche Schädigungen eingetreten sind. Einige Betreiber von Onlineshops, die MMS angeboten hatten, wurden bereits zu Haftstrafen verurteilt, denn der Verkauf ist verboten.

- MMS und CDL verursachen im harmlosen Fall Übelkeit, Erbrechen, Durchfall, mittelschwere bis schwere Darmschädigungen, Nierenversagen und Blutdruckabfall.
- Schwere Nebenwirkungen sind lebensbedrohlich. Menschen sind bereits an MMS gestorben.
- Besonders gefährlich sind diese Stoffe für Kinder.
- Eine Mischung von DMSO mit MMS und CDL ist keineswegs gesundheitsfördernd, sondern sehr gefährlich.

8.7 Schwefelhaltiger Booster: DMSO und MSM in Kombination

DMSO zusammen mit MSM hat nichts mit dem eben beschriebenen, gefährlichen MMS/CDL zu tun. Also bitte nicht verwechseln! Bei MSM handelt es sich wie bei DMSO um eine organische, natürliche Schwefelverbindung, die (anders als DMSO) auch im menschlichen Körper vorkommt. MSM steht für Methylsulfonylmethan. Diese Schwefelverbindung ist ähnlich aufgebaut wie DMSO und hat somit ähnliche Wirkeigenschaften. Das Mittel lässt sich für den Hausgebrauch verwenden und ist frei verkäuflich im Handel erhältlich. MSM lässt sich bei vielen Beschwerden anwenden. Wie DMSO hat es eine positive Wirkung auf den gesamten Organismus.

Die zwei Haupteigenschaften von MSM:

- entzündungshemmend
- schmerzlindernd

Da MSM nicht ganz so stark wirkt wie DMSO, bietet es sich an, diese zwei Schwefelverbindungen miteinander zu mischen. Erfahrungen und Berichte von Anwendern bestätigen, dass sie mit einer MSM-DMSO-Lösung sehr gute Heilungsergebnisse erzielten. Noch ist MSM wenig in Deutschland bekannt und zudem noch nicht als Heilmittel deklariert. In anderen Ländern wird es bereits von Heilpraktikern und Ärzten verschrieben. Noch gibt es nur wenige Studien über MSM. Die Studien, die es zu dieser Substanz gibt, sind aber erfolgversprechend. Unter anderem soll MSM Brustkrebs hemmen und Entzündungen der Nase sowie bestimmte Allergien heilen. Auch bei Arthrose und Arthritis hilft MSM und kann Symptome und Beschwerden mindern. Zudem gibt es Studien zur Leistungssteigerung. Wie bei DMSO ist die Einnahme der Substanz ungefährlich. Die natürliche Schwefelverbindung hat keine ernstzunehmenden Nebenwirkungen. Lediglich kurzfristige Hautrötungen oder Magen-Darm-Probleme können auftreten. Eine Überdosierung ist nicht möglich.

MSM ist wie DMSO ein Allrounder in Bezug auf die Behandlung von Krankheiten und Beschwerden. Das Interesse an der Schwefelverbindung steigt deshalb weiter an. Wer DMSO mit MSM zusammen einnehmen will, sollte das zielgerichtet tun. MSM hat zwar ähnliche Eigenschaften, aber die Hauptwirkung ist der Aufbau von Zellen sowie deren Nährstoffversorgung. Außerdem wirkt MSM entgiftend und befreit den Körper von Giftstoffen, die im Körper in großer Menge vorkommen. Menschen sind täglich vielen chemischen Verbindungen, Zusatzstoffen, Mikroplastik, Aluminium, Schwermetallen, Umweltgiften, Abgasen und vielen weiteren ungesunden Stoffen ausgesetzt. Das belastet den Organismus, die Leistungsfähigkeit sowie das Immunsystem.

Durch eine Entgiftung mit MSM/DMSO werden die Giftstoffe ausgeschieden. Somit verbessert sich das Immunsystem. Durch die entgiftenden Eigenschaften kann MSM außerdem präventiv gegen viele Krankheiten eingenommen werden. Ebenso kann DMSO in Kombination mit MSM eine bessere Sauerstoffversorgung im Organismus und Gehirn gewährleisten und für eine optimale Durchblutung sorgen. Anwender berichten zudem von einer höheren Konzentration und Leistung nach der MSM-DMSO-Einnahme.

Des Weiteren lässt sich eine MSM-DMSO-Kombination bei den folgenden Beschwerden anwenden:

- Entzündungen
- Schmerzen
- Allergien
- Verspannungen
- Überdehnungen
- Verrenkungen
- Zerrungen
- Schwellungen
- schwachem Immunsystem
- hormonellen Problemen

Wie bereits beschrieben, lässt sich MSM auch alleine einnehmen. Besonders bei Schmerzen hilft die Schwefelverbindung sehr gut, meistens sogar besser als ein konventionelles Schmerzmittel. Bei chronischen Schmerzen dauert es ein paar Tage, manchmal ein paar Wochen, bis eine hohe Wirkung erzielt wird. In Kombination mit DMSO wird der Heilungsprozess beschleunigt. Anwender konnten mit MSM zudem große Erfolge bei der Behandlung von Fußpilz, Krampfadern, Akne, Ekzemen und Verbrennungen erzielen.

Schwefel ist im menschlichen Körper vorhanden und gehört sogar zu den wichtigsten Elementen des Organismus. Rund 150 Gramm Schwefel sind es, die jeder Mensch in sich trägt. Dieser findet sich im Gewebe, den Muskeln und dem Bindegewebe. Zudem kommt es in Nägeln, Knorpeln und Haaren vor. Die Funktionen von Schwefel sind vielfältig. Unter anderem ist die Substanz an vielen wichtigen Stoffwechselprozessen beteiligt, hilft bei der Entgiftung, dem Zellaufbau und der Energiegewinnung. Da der menschliche Körper Schwefel nicht selbst herstellen kann, muss es über die Nahrung aufgenommen werden. Das geschieht normalerweise ausreichend. Dennoch kann es zu einem Schwefelmangel kommen. Dieser äußert sich unter anderem durch Gelenkbeschwerden, Durchblutungsstörungen, Haarausfall, schlaffes Bindegewebe, brüchige Nägeln und Stimmungsschwankungen.

Schwefel kommt in so gut wie jedem frischen Lebensmittel vor. Besonders viel Schwefel ist in eiweißhaltiger Nahrung, Eiern, Krabben sowie Algen, grünem Gemüse, Knoblauch, Zwiebeln, Bärlauch und Früchten vorhanden.

Dr. Jacob, der in diesem Buch schon mehrfach erwähnt wurde, hatte neben der DMSO-Forschung auch MSM untersucht. In einer Studie aus dem Jahr 1999 behandelte er knapp 20.000 Schmerzpatienten mit der Substanz. Nach der Therapie mit regelmäßiger MSM-Einnahme waren 70 Prozent der Patienten schmerzfrei oder fast schmerzfrei. Genau wie DMSO wirkte es intensiv schmerz- und entzündungshemmend. Da MSM ein Nahrungsergänzungsmittel ist, kann es ohne Rezept im Handel erworben werden.

8.7.1 MSM und DMSO bei Krebs

MSM scheint bei Krebs vielversprechende Heilungen zu erzielen. Die Forschung hat gezeigt, dass diese Schwefelverbindung Brustkrebs hemmen oder den Ausbruch verzögern kann. Das wurde bisher bei Tierversuchen nachgewiesen. In einer Studie von Wissenschaftlern aus Südkorea schien MSM bei der Behandlung einer schwer zu heilenden Brustkrebsart ein hohes Heilpotenzial zu entwickeln. Auch bei Darmkrebs führt MSM zu Heilerfolgen. Das berichtet die Universität aus Connecticut, die Versuche mit Melanomzellen durchführte. Sie verloren durch MSM ihre negativen Eigenschaften. Zudem konnte MSM wie auch DMSO Metastasen und Zellwucherungen verhindern. Wissenschaftler und Forscher hoffen, mit weiteren Studienergebnissen mehr Licht in die MSM-Krebstherapie zu bringen. Man darf gespannt sein, was die Zukunft bringt. In Kombination mit DMSO könnte die Behandlung von Krebs möglicherweise revolutioniert werden.

8.7.2 Die Dosierung von MSM und DMSO in Kombination

MSM ist in der Regel als Pulver oder in Kapselform erhältlich, das bedeutet, die Einnahme erfolgt oral. Die empfohlene Tagesdosis liegt bei 1000 Milligramm. Bei sehr starken Beschwerden und Schmerzen lässt sich die Dosierung langsam auf bis zu 9000 Milligramm pro Tag erhöhen. Wenn MSM mit DMSO kombiniert wird, so bietet es sich an, DMSO ebenfalls oral einzunehmen und einen Shake zu mixen. Da DMSO die Wirkung von MSM verstärkt, sollte die Dosierung von MSM bei einer Kombination nicht mehr als 1000 Milligramm betragen. Es ist ratsam, sogar mit einer noch kleineren Dosis zu starten und diese dann langsam zu steigern, wenn kein Heilerfolg eintreten sollte. Was die DMSO-Konzentration angeht, so können sich Anwender an den Empfehlungen für die orale Einnahme orientieren, die weiter vorne im Buch beschrieben wurde.

Da MSM stark entgiftend wirkt, kann es am Anfang zu Entgiftungserscheinungen kommen. Das sind neben Magen-Darm-Problemen zudem Durchfall oder häufiger Stuhlgang sowie Kopfschmerzen, Müdigkeit und Reizbarkeit. Die Entgiftung kann durch das Trinken von viel Wasser erleichtert werden. Einläufe und Basenbäder können ebenfalls helfen. Sollten die Symptome durch die Entgiftung zu unangenehm sein, kann die MSM-Dosierung vorübergehend auf die Hälfte oder ein Viertel reduziert werden.

8.7.3 MSM–DMSO–Kombination auch für die Schönheit von Vorteil

Ein angenehmer Nebeneffekt, der bei der Kombination von MSM und DMSO eintritt, ist, dass die Schwefelverbindungen das Hautbild verbessern und die Haut straffen. Zudem sorgen sie für gesundes Haar und gesunde Nägel und ein elastisches, straffes Bindegewebe. Das Hautbild verjüngt sich sichtbar. Das Gesicht sieht weniger faltig aus, Haut und Haare strahlen und glänzen. MSM und DMSO sind deshalb als Schönheitselemente beziehungsweise natürliche Anti-Aging-Mittel zu bezeichnen. Schwefel spielt bei den Verjüngungsprozessen im Körper eine wichtige Rolle. Viele Anwender, vor allem aber Anwenderinnen, berichten begeistert von einem jugendlicheren Aussehen, schönerer Haut und besseren Nägeln.

8.8 Fazit: Viele Kombinationen von DMSO mit Heilmitteln

Neben den genannten Kombinationen gibt es noch viele weitere Möglichkeiten, DMSO mit anderen Heilmitteln zu mischen. Dazu gehören auch Antirheumatika und Chemotherapeutika sowie blutdrucksenkende Medikamente. Die Wirkung dieser Heilmittel wird verstärkt. Auch kommt es zu einer besseren und schnelleren Heilung. Nach dem Auftragen aller Mischungen und Kombinationen gilt, was auch für die klassische DMSO-Lösung gilt: Nach dem Auftragen sollte die Mischung mindestens 15 bis 20 Minuten einwirken. In dieser Zeit sollte keine Kleidung auf die entsprechende Stelle gelangen.

9

DMSO bei Haustieren anwenden

W enn DMSO Menschen dabei helfen kann, ihre Beschwerden zu lindern und zu heilen, dann dürfte die Substanz auch Tieren nicht schaden. Und tatsächlich wird DMSO in der Veterinärmedizin schon seit Langem verwendet. Die ersten wissenschaftlichen Tests und Forschungen zu der Schwefelverbindung wurden an Säugetieren und Haustieren durchgeführt. Sie zeigten, dass DMSO bei Tieren hervorragend wirkt. Die Anwendungsgebiete sind dabei genauso vielfältig wie bei Menschen. Besonders gut funktioniert DMSO bei der Behandlung von Schwellungen, entzündeten Gelenken, Verletzungen oder Überlastungen. Hier hat sich das Lösungsmittel bereits als ein Standard-Heilmittel etabliert. Bei Bewegungsstörungen jeglicher Art wird nach einer DMSO-Anwendung schnell eine Besserung eintreten. Die Wirkungsweise ist dieselbe wie beim Menschen.

Tierhalter können ihre Vierbeiner zunächst in Eigenregie behandeln. Ein Tierarzt muss dafür nicht aufgesucht werden. Nur wenn sich die Beschwerden nicht verbessern, sollte ein Veterinärmediziner konsultiert werden. Wer sich nicht traut, seinem Haustier DMSO in Eigenmischung zu verabreichen, kann seinen Tierarzt nach fertigen DMSO-Mitteln fragen. Es existieren fertige Medikamente, die aus der Schwefelverbindung bestehen und zusätzlich mit Kortison oder Antibiotikum angereichert sind. Tierärzte kennen sich in der Regel gut mit dem Wirkstoff aus und stehen gerne beratend zur Seite.

9.1 Tipps für eine richtige DMSO-Behandlung des Haustiers

- Die Dosierung darf bei Haustieren etwas höher sein als notwendig, denn normalerweise trinkt das Tier nicht die ganze DMSO-Lösung. Und wenn die Substanz als Creme aufgetragen wird, streift diese oft ab, da Tiere keine 20 Minuten lang still liegen bleiben und zudem das DMSO erst durch das Fell oder die harten Borsten dringen muss, bis es in die Haut vordringen kann.

- Bei der äußerlichen Anwendung ist es ratsam, die Creme ins Fell einzumassieren, damit es zu optimalen Ergebnissen kommen kann.

- Damit die DMSO-Lösung nicht so leicht abstreift, kann diese mit Aloe-Vera-Gel verdünnt werden. Dann bleibt sie besser im Fell haften.

- DMSO-Behandlungen bei Tieren zeigen bei Erkrankungen des Bewegungsapparates die besten Heilungserfolge.

- Bei der äußeren DMSO-Anwendung ist eine 70- bis 75-prozentige Lösung ideal.

- Handelt es sich um eine offene Wunde oder ein Geschwür, darf die Lösung bis zu 80 Prozent DMSO beinhalten. Die Wundheilung sollte innerhalb eines Tages erfolgen.

- Wird eine eitrige Stelle behandelt, sollte eine schwächere Lösung (50 bis 60 Prozent) verabreicht werden.

- Wer seinem Haustier DMSO als Nasen-, Ohren- oder Augentropfen verabreichen will, sollte die gleiche Dosierung verwenden, die auch Menschen empfohlen wird.

- Die Lösung sollte, wenn möglich, mit sterilem Wasser angemischt werden.

- Wie bei Menschen lässt sich die DMSO-Behandlung mehrmals am Tag wiederholen.

- Bei der oralen Anwendung können Hunde zwischen **drei und sechs Millilitern** (das entspricht einem bis zwei Teelöffeln) DMSO einnehmen.

- Bei Katzen empfehlen sich **zwei Milliliter DMSO** täglich.

- Falls das Haustier auf andere Veterinär-Arzneimittel angewiesen ist, sollte bei der DMSO-Behandlung auf mögliche Wechselwirkungen geachtet werden.
- Bei der oralen Anwendung ist es am besten, die Lösung mit dem Futter zu vermischen oder diese mit einer kleinen Wasserspritze in den Mund des Tieres zu geben. Hier müssen Tierhalter kreativ vorgehen, denn der Geschmack der DMSO-Lösung schmeckt den wenigsten Vierbeinern.
- **Die häufigsten DMSO-Anwendungsmöglichkeiten bei Tieren**: Schmerzen, Wunden, Hautreizungen, Gelenk- und Muskelprobleme, Erkältungen, Stärkung des Immunsystems
- DMSO eignet sich hervorragend zur Prävention und als Mittel gegen Zecken und Flöhe. Dafür reicht eine winzige Menge von ein paar Tropfen DMSO alle paar Tage im Futter des Tieres aus.
- Grundsätzlich können alle Tiere mit DMSO behandelt werden. Bei der Behandlung von Vögeln und Amphibien gibt es allerdings bisher kaum Erfahrungen.
- Bei einer Anwendung bei Hunden, Pferden und Katzen sollte das Körpergewicht bei der Dosierung berücksichtigt werden.
- Sollte das Tier schlimme Schmerzen haben, ist es ratsam, dass der Tierarzt eine DMSO-Injektion durchführt. Er wird die Spritze direkt in das betroffene Gelenk oder die Kapsel verabreichen oder das DMSO über eine Kanüle in den Körper des Tieres leiten. Dadurch kommt es zu einer schnellen Schmerzreduzierung.

9.2 DMSO bei Haustieren: Erfahrungen, Nebenwirkungen und Heilungsberichte

DMSO ist für die Vierbeiner ein sicheres Mittel. Aber Nebenwirkungen können bei Tieren genauso auftreten wie bei Menschen. Neben Hautirritationen treten bei Tieren gelegentlich Augenprobleme wie Kurzsichtigkeit auf. Diese Nebenwirkungen sind aber bald wieder verflogen und kommen erst bei hohen Dosierungen und einer längerfristigen Anwendung vor. Ansonsten sind keine weiteren Nebenwirkungen bekannt.

Tipp: Um die DMSO-Lösung optimal auf die entsprechende Hautpartie des Tieres auftragen zu können, sollten die Haare mit der Hand auseinandergehalten werden. Zum Auftragen eignen sich ein fester Pinsel oder eine Pipette. Mit dieser lassen sich einzelne Tropfen gezielt auf die jeweilige Hautstelle oder Wunden bringen. Am Bauch, wo Hunde weniger Haare haben, kann die Lösung wie eine Creme oder Lotion einmassiert werden. Allerdings darf sich der Hund danach nicht gleich hinlegen.

Bei der oralen Verabreichung sollten DMSO-Tropfen mit Hackfleisch vermischt werden. Hunde und Katzen scheinen diese Variante sehr zu lieben. Bei Kaninchen, Mäusen und anderen Nagetieren können die Tropfen in das Trinkwasser gegeben werden. Aber hier sollte die Lösung nur wenige Prozent DMSO enthalten. Im Notfall kann die DMSO-Mischung auch per Pipette oder Einwegspritze in den Mund gegeben werden. Die Tiere werden es reflexartig schlucken.

Leidet das Haustier unter einer schweren Erkrankung, kann DMSO zur unterstützenden Therapie verabreicht werden. Im Folgenden dazu ein Beispiel, das im Jahr 2016 in einer Ausgabe des Magazins „Spirit of Health" veröffentlicht wurde. Eine Katze, die an akutem Nierenversagen litt, schien nicht geheilt werden zu können. Der Tierarzt riet zu einer Einschläferung. Doch die Besitzerin wollte das verhindern und behandelte ihre Katze mit DMSO. Sie gab ihr alle sechs Stunden eine Dosis per Injektion. Nachdem sich die Katze leicht erholte und ein bisschen fraß, reduzierte die Halterin die Dosis auf eine Anwendung einmal am Tag. Nach zwei Wochen ging es der Katze wieder gut. Sie wirkte lebhaft und eine Blutuntersuchung zeigte, dass sich die Werte verbessert hatten. Vier Monate später war die Katze so gut wie symptomfrei. Die Besitzerin der Katze richtete sich bei der Dosierung nach dem Gewicht ihres Vierbeiners und verabreichte 0,5 Milligramm DMSO pro Kilogramm Gewicht.

Weitere positive Erfahrungen mit DMSO haben vor allem Pferdebesitzer gemacht. Tierärzte nutzen es sehr häufig für die Behandlung von Pferden, besonders wenn diese unter Muskel- oder Gelenkverletzungen leiden. DMSO kann die Haut des Pferdes schnell durchdringen und deshalb zu einer sofortigen Linderung der Beschwerden führen. Viele Veterinärmediziner verschreiben DMSO, wenn das Pferd unter Arthritis leidet. Erfahrungen haben gezeigt, dass besonders ältere Pferde sehr gut auf das organische Lösungsmittel ansprechen.

Der einzige Nachteil bei der DMSO-Behandlung von Pferden ist der unangenehme Geruch, der entsteht. Die Tiere haben eine große Hautfläche mit vielen Poren. Über diese dünsten die Pferde aus. Aber der Geruch verfliegt einige Zeit nach der Anwendung wieder, und Pferdebesitzer nehmen diesen Nebeneffekt gerne in Kauf. Ihre Tiere profitieren mehr von den antientzündlichen und antioxidativen DMSO-Wirkungen als andere Haustiere.

Das DMSO bekämpft die freien Radikale, die sich im Organismus des Pferdes befinden. Ist zum Beispiel das Gewebe des Tieres angegriffen, dann verschlimmert sich die Verletzung oder Erkrankung durch die freien Radikale noch weiter. Das DMSO senkt den Anteil der freien Radikale und hilft dem Organismus dabei, neues Zellgewebe zu konstruieren. Der Heilungsprozess erfolgt dadurch schneller.

Sollte das Pferd bei der äußerlichen Anwendung unter Hautirritationen wie trockener Haut oder Pusteln leiden, was nur selten vorkommt, sollte die Behandlung vorübergehend unterbrochen werden. Die Anwendung von DMSO bei Pferden sollte außerdem, wenn es sich um die Therapie einer chronischen Erkrankung handelt, von einem Tierarzt überwacht werden. Das gilt ebenso bei längerfristigen Behandlungen.

- Bei Muskelschwellungen hilft es, DMSO zusammen mit einer entzündungshemmenden Salbe oder einem Gel äußerlich anzuwenden. Das lässt die Schwellung beim Pferd schneller abklingen. Auch das Muskelgewebe kann sich dadurch besser regenerieren.
- Wenn die Verletzung tief ist, sollte der Tierarzt eine intravenöse Mischung aus DMSO und entzündungshemmenden Mitteln oder Antibiotika verabreichen. Bei schweren Schmerzzuständen kann DMSO mit Procain vermischt werden. Dieses Gemisch lässt sich dann lokal an der betreffenden Stelle anwenden.

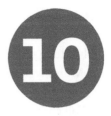

Die Top 5 Naturheilmittel neben DMSO

Wasserstoffperoxid, kolloidales Silber, OPC und Borax sind weitere natürliche Heilmittel, die neben DMSO für den Hausgebrauch infrage kommen. Allerdings sind diese nur wenigen Menschen bekannt. In diesem Kapitel werden diese Naturheilmittel genauer beschrieben. Sie besitzen wie DMSO kaum Nebenwirkungen, sind sicher in der Anwendung und haben viele Wirkeigenschaften. Sie lassen sich alleine oder in Kombination mit DMSO anwenden und sollten in keiner Hausapotheke fehlen.

10.1. Wasserstoffperoxid: Mit Sauerstoff gegen Krankheitserreger

Wie DMSO lässt sich Wasserstoffperoxid vielseitig anwenden. Wasserstoffperoxid, abgekürzt H_2O_2, ist eine natürliche, flüssige Verbindung aus Wasserstoff und atomarem Sauerstoff. Es kann tief bis in die Zellen des Organismus eindringen und wirkt unter anderem antibakteriell, geruchsbeseitigend sowie desinfizierend. Deshalb wird es oft im Haushalt zum Reinigen und Desinfizieren verwendet. Die Verbindung hat auch bleichende und oxidierende Eigenschaften. Unschöne Flecken aus weißer Wäsche können mit Wasserstoffperoxid deshalb leicht herausgelöst werden. Auch Schimmel an den Wänden kann damit entfernt und angelaufenes Silberbesteck gereinigt werden. Darüber hinaus lässt sich Wasserstoffperoxid zur Linderung der verschiedensten Beschwerden einsetzen. Das Anwendungsspektrum ist sogar sehr breit. Neben der Wunddesinfektion kann die natürliche Verbindung zur Heilung von verschiedenen Infektionen, Nagelpilz, zur Mundhygiene oder Zahnaufhellung verwendet werden.

Im Folgenden werden die gängigsten Anwendungsmöglichkeiten, die Wirkung, die Nebenwirkungen sowie die Dosierungen dieses Heilmittels erläutert.

Die flüssige Substanz Wasserstoffperoxid hat eine blassblaue Farbe und wirkt wie eine Säure. Für die medizinische Anwendung wird die natürliche Verbindung stark verdünnt. Diese Mischung ist farblos. Die Verbindung aus Sauerstoff- und Wasserstoffatomen hat viele Eigenschaften. Es ist ein hervorragendes Oxidationsmittel und besitzt eine keimtötende, antibakterielle und desinfizierende Wirkung. Das Mittel kann durch den atomaren Sauerstoff direkt in die Körperzellen eindringen und sich dort freisetzen. Menschen sind für die Energieversorgung der Zellen auf Sauerstoff angewiesen. Über die Atmung verteilt sich dieser von der Lunge aus ins Blut und die Zellen des gesamten Körpers. Damit der Sauerstoff auch bis in die entlegenste Zelle gelangt, bindet es sich an Hämoglobin. Pro Tag ist der Mensch auf rund ein Kilogramm atmosphärischen Sauerstoff angewiesen. Diese Menge wird normalerweise erreicht. Dennoch kann es aus den unterschiedlichsten Gründen zu einem Sauerstoffmangel im Körper kommen. Dann muss der Sauerstoffgehalt erhöht werden. Mit Wasserstoffperoxid, das zur Hälfte aus Sauerstoff besteht, ist das möglich, zumal der menschliche Körper auch selbst Wasserstoffperoxid produziert. Damit bekämpft der Organismus Infektionen und Krankheitserreger. Die gesunden Zellen des Körpers werden gleichzeitig geschützt. Es greift lediglich ungeschützte Mikroorganismen wie Bakterien, Viren Parasiten oder Pilze an.

Wer Wasserstoffperoxid zur Behandlung von Beschwerden anwendet, wird damit ungeschützte Krankheitserreger eliminieren können. Dadurch verbessert sich der Gesundheitszustand automatisch. Wasserstoffperoxid ist damit gleichzeitig ein wichtiger Unterstützer des Immunsystems, der die Abwehrkräfte stärkt. Dieser natürlich ablaufende Prozess sorgt für eine schnellere Heilung zahlreicher Krankheiten.

Wasserstoffperoxid kommt in natürlicher Weise vor. Unter anderem findet sich die organische Lösung in Bienenhonig, der Muttermilch, in Obst und Gemüse oder in Heilquellen. Dass dennoch ein Verzehr von Obst und Gemüse nicht ausreicht, um Beschwerden gezielt anzugehen, liegt daran, dass H_2O_2 beim Kochen, Braten und sogar oft nur bei leichtem Erwärmen zum großen Teil vernichtet wird.

Bei der Anwendung sollte nur eine lebensmittelechte Wasserstoffperoxid-Lösung ohne Zusätze verwendet werden.

* Wasserstoffperoxid muss vor Kindern geschützt und an einem kühlen, dunklen Ort gelagert werden. Ideal ist es, wenn die Lufttemperatur am Lagerungsort weniger als 15 Grad besitzt. Sollten Stabilisatoren im Wasserstoffperoxid-Produkt enthalten sein, kann die Lagerungstemperatur auch höher ausfallen.
* Die Haltbarkeit von H_2O_2-Lösungen liegt bei ein bis zwei Jahren.
* Im Handel sind verschiedene Arten von Wasserstoffperoxid erhältlich. Für die medizinische Anwendung, besonders für die innere Anwendung, darf nur lebensmittelechtes Wasserstoffperoxid ohne Stabilisatoren verwendet werden.

10.1.1 Nebenwirkungen von Wasserstoffperoxid

Wasserstoffperoxid kann in seiner Reinform stark oxidativ und ätzend wirken. Das sollte Anwender nicht abschrecken, aber man sollte es wissen, denn die Substanz wirkt bereits bei geringer Stärke und geringer Dosis. Mit den Dosierungsangaben sollte deshalb nicht experimentiert werden. Die Substanz in Reinform kann körpereigene Eiweißstrukturen abtöten und eliminieren. Wasserstoffperoxid sollte nie unverdünnt angewendet werden. Das könnte schädigende

Wirkungen wie Verätzungen, Entzündungen oder Lungenödeme zur Folge haben!

Stark verdünnte dreiprozentige Wasserstoffperoxid-Lösungen verursachen in der Regel keine oder nur geringe Nebenwirkungen. Das Mittel ist ansonsten sehr sicher. Dennoch sollte vorsichtig und verantwortlich mit der Substanz umgegangen werden. Bei der Erstanwendung ist es sinnvoll, an einer kleinen, unauffälligen Stelle des Körpers eine sehr niedrige Dosierung aufzutragen, da einige Menschen allergisch auf Wasserstoffperoxid reagieren. Zu den Nebenwirkungen gehören Durchfall, Nesselsucht, Juckreiz, Hautreizungen, Schwindel und Kreislaufprobleme. Des Weiteren kann es, je nach Hauttyp, zu einer Rötung oder vorübergehenden Bleichung der Hautstelle kommen.

Menschen, die unter chronischen Nierenerkrankungen, Dermatitis, Herpes sowie Lebererkrankungen leiden, sollten kein Wasserstoffperoxid verwenden. Auch Personen, die an einer Schilddrüsenüberfunktion leiden oder ein Spenderorgan haben, sollten auf die Einnahme der Substanz verzichten. Wer anfällig für Allergien ist, sollte das Heilmittel vorsichtig ausprobieren. Anwender, die unter mehreren Allergien leiden, berichteten von Allergieschüben nach der Einnahme.

- Lösungen von sechs Prozent und mehr gelten für die medizinische Anwendung als nicht mehr sicher. Sie können bereits Reizungen oder Verätzungen verursachen.
- Nur handelsübliche, 1,5-, 3- oder 3,5-prozentige Wasserstoffperoxid-Lösungen sind für Heilzwecke sinnvoll.
- Bei äußerlicher Anwendung muss die Lösung nach der Einwirkzeit gründlich abgewaschen werden, denn, wie erwähnt, hat Wasserstoffperoxid eine bleichende Eigenschaft und könnte womöglich die betreffende Hautstelle bleichen. Das muss nicht passieren.
- Erfahrungen zeigen, dass die Substanz nur auf nüchternen Magen oder frühestens drei Stunden nach der letzten Mahlzeit eingenommen werden sollte.
- Zur Einnahme sollte kein Metalllöffel verwendet werden.

- Empfehlenswert ist es, Wasserstoffperoxid mit destilliertem oder gefiltertem Wasser einzunehmen. Dafür einfach ein paar Tropfen in ein Glas geben und mit Wasser mischen.
- Wer keine Tropfen verwenden will, erhält in der Apotheke und in den Drogerien Tabletten mit Wasserstoffperoxid. Sie werden als Hydroperit oder Redhydrit bezeichnet. Diese Tabletten sind in der Regel in Wasser löslich.

10.1.2 Dosierungsangaben für Wasserstoffperoxid

Die Wasserstoffperoxid-Lösung lässt sich bis zu dreimal täglich anwenden. Erwachsene sollten maximal fünf Tropfen pro Anwendung einnehmen. Kinder bis zehn Jahre benötigen nicht mehr als drei Tropfen. Bei Kleinkindern sollten nicht mehr als zwei Tropfen verabreicht werden. Erstanwender sollten zuerst mit zwei bis drei Tropfen in Wasser gelöst beginnen und die Dosierung dann langsam auf bis zu fünf Tropfen steigern. Was die Dauer der Anwendung betrifft, so lässt sich Wasserstoffperoxid täglich und über einen langen Zeitraum anwenden. Es gibt keine negativen Berichte bei einer lebenslangen Einnahme.

Wasserstoffperoxid ist in dunklen Glas- oder Plastikflaschen, meist zu je einem Liter erhältlich. Es lässt sich preisgünstig in Apotheken, Versandapotheken, Drogerien und Onlineshops erwerben.

Einige Anwendungsgebiete von Wasserstoffperoxid:

- Erkältungen
- Entzündungen
- Infektionen
- Grippe
- chronischer Husten
- Asthma
- Augenkrankheiten
- Zahnprobleme
- Migräne

- Verdauungsprobleme
- Magengeschwüre
- Verstopfung
- Abszesse
- Geschwüre
- Krebs
- Warzen
- Nagelpilz
- Hautkrankheiten
- Sonnenbrand
- Tollwut
- Tetanus
- Stoffwechselkrankheiten
- Diabetes
- Multiple Sklerose

10.2 Kolloidales Silber: Ein hervorragender Bakterienkiller

Bei kolloidalem Silber handelt es sich um kleinste, freischwebende Nanosilberteilchen, die mit gereinigtem Wasser vermischt werden und darin schwimmen. Diese Verwendungsform von Silber, auch als Silberwasser bekannt, wird seit vielen Jahrhunderten in der Medizin angewendet. Kolloidales Silber ist als Standardsubstanz in den meisten Salben und Kosmetikprodukten vorhanden. Die meisten Menschen wissen das nur nicht.

Kolloidales Silber lässt sich in Eigenregie und ohne weitere Substanzen als Heilmittel einsetzen. Das Silberwasser hat vielseitige Wirkeigenschaften, die vor allem den unlöslichen, in dem destillierten Wasser vorhandenen Nanosilberpartikelchen zu verdanken sind. Wie hoch die Konzentration ist, können Anwender über die Kennzahl ppm herausfinden. Sie gibt an, wie viel Milligramm Nanosilber im Wasser vorhanden ist. Im Handel ist kolloidales Silber in einer Zehn-ppm-Konzentration, 25-ppm-Konzentration und einer 40-ppm-Konzentration erhältlich. Für die medizinische Anwendung hat sich 25-ppm-Silberwasser etabliert, sprich 25 Milligramm Silber pro einem Liter Wasser.

Um die Wirkung von kolloidalem Silber verstehen zu können, muss man wissen, wie die Nanosilberpartikel die Krankheitserreger bekämpfen: Sie schweben im destillierten Wasser und verteilen sich nach der Einnahme im Körperwasser. Dort kommen sie mit verschiedenen Erregern und Bakterien in Kontakt und arbeiten sich bis ins Innere dieser Eindringlinge vor. Im Zellkern angekommen, schädigen sie diesen. Zudem blockieren sie bestimmte Enzyme, sodass die unerwünschten Bakterien und Zellen im Organismus keinen Schaden mehr verursachen können. Forschungen zeigten, dass Silberteilchen auf diese Art und Weise jedes Bakterium inaktiv machen können. Das erstaunliche ist, dass die Zerstörung bereits wenige Minuten nach der Einnahme erfolgt. In mehreren Studien fanden Wissenschaftler heraus, dass schädliche Zellen und andere Eindringlinge schon nach sechs Minuten eliminiert werden.

Bei der Anwendung müssen keine Nebeneffekte gefürchtet werden, denn die Silberteilchen attackieren keine gesunden Zellen. Sie scheinen zwischen Bakterien und notwendigen Zellen für den Körper unterscheiden zu können. Wie sie das machen, ist den Forschern bis heute nicht ganz klar. Aber das spielt an dieser Stelle keine Rolle, denn die hohe Wirksamkeit von kolloidalem Silber ist bereits mehrfach bewiesen worden.

- Die Substanz ist ein hervorragendes Antiseptikum. Sie bekämpft Bakterien, Pilze, Viren, Parasiten und andere Eindringlinge und tötet diese ab. Dass dies für die Behandlung zahlreicher Erkrankungen von Vorteil ist, steht außer Frage. Kolloidales Silber lässt sich dank dieser Eigenschaften für verschiedenste Krankheiten einsetzen.

10.2.1 Wofür lässt sich kolloidales Silber anwenden?

Mit kolloidalem Silber sind natürlich sämtliche Infektionskrankheiten behandelbar. Auch bei Insektenstichen, einem geschwächten Immunsystem, Entzündungen, Grippe, Erkältungen, Haarausfall und Hauterkrankungen hat das Silberwasser eine hohe Wirksamkeit. Das Mittel lässt sich von jedem eigenverantwortlich einnehmen. Ein Arzt sollte nur zurate gezogen werden, wenn aufgrund einer schweren Erkrankung andere Medikamente eingenommen werden müssen. Ansonsten stellt kolloidales Silber eine ideale Alternative für die Schulmedizin dar. Das natürliche Heilmittel hat so gut wie keine Nebenwirkungen. Im Gegensatz zu Antibiotika baut der menschliche Körper auch keine Resistenz gegen das Silberwasser auf. Zudem erfolgt der Heilprozess bereits wenige Minuten nach der Einnahme. Das ist bei vielen herkömmlichen Medikamenten nicht der Fall.

Übrigens: Kolloidales Silber bekämpft nicht nur Bakterien und Viren. Es kann Giftstoffe, die in den Körper gelangt sind, binden und dafür sorgen, dass diese aus dem Körper geschwemmt werden. So kann sich der Organismus in kurzer Zeit wieder regenerieren.

Krankheiten, die sich mit kolloidalem Silber behandeln lassen:

- Haut- und Haarprobleme und -erkrankungen
- Erkältungen und grippale Infekte
- Lungenerkrankungen
- Magen-Darm-Erkrankungen
- Vergiftungen
- Stoffwechselstörungen
- Allergien
- Augenkrankheiten
- Zahnerkrankungen
- Krebs und HIV
- Ekzeme
- Herpes
- Gürtelrose
- Pilzinfektionen

Bei einigen der aufgezählten Krankheiten sollte natürlich nicht einfach auf den Arztbesuch oder die Einnahme anderer Medikamente verzichtet werden. Vor allem bei Krebs und HIV muss eine begleitende Therapie mit kolloidalem Silber zuvor mit dem Arzt abgesprochen werden.

10.2.2 Die Anwendung und Dosierung von kolloidalem Silber

Die Anwendung erfolgt auf verschiedene Weise. Kolloidales Silber lässt sich gurgeln, auf die Haut auftragen, trinken oder aufsprühen. Bei der äußeren Anwendung wie der Behandlung von offenen Wunden dringen die Silberteilchen ins Innere der Wunde ein und eliminieren oder hemmen dort alle Bakterien. Die Wunde infiziert sich so nicht mehr. Das Silberwasser ist somit ein hervorragendes, desinfizierendes Präventivmittel gegen Blutvergiftungen. Gleichzeitig sorgt das Silber dafür, dass sich die Haut zusammenzieht und regeneriert. Die Wunde schließt sich schneller und heilt effektiver ab.

Im Gegensatz zu anderen Heilmitteln bekämpft kolloidales Silber nicht die Symptome einer Krankheit, sondern die Bakterien und Viren, die für die Krankheit verantwortlich sind. Das ist ein großer Vorteil, denn das Silberwasser packt das Problem sozusagen bei der Wurzel, sodass eine ganzheitliche und schnelle Heilung erfolgen kann. Die Silberpartikel machen sämtliche Bakterien unschädlich, und zwar in einem sehr kurzen Zeitrahmen. Das geschwächte Immunsystem muss sich nicht mehr um die Bekämpfung der Eindringlinge kümmern, sondern kann sich stärken. Das macht schnell wieder fit.

10.2.3 Keine Nebenwirkungen und sicher in der Einnahme

Kolloidales Silber ist völlig ungefährlich und besitzt keinerlei Nebenwirkungen. Die Dosierung und Häufigkeit der Einnahme können nach individuellem Ermessen erfolgen. Allerdings sollten die offiziellen Empfehlungen beachtet werden. Bei der Erstanwendung ist es ratsam, mit einer kleinen Dosierung zu starten, um mögliche Reaktionen auszuschließen. Es darf nicht vergessen werden, dass es einige

Menschen gibt, die an einer Silberallergie leiden – und das eventuell noch nicht wissen.

Bei der Dosierung spielt das Körpergewicht eine Rolle. Für die Anwendung wird eine Einnahme von zwei- bis dreimal am Tag empfohlen. Die erste Einnahme sollte früh am Morgen und auf nüchternen Magen erfolgen. Danach sollte mit dem Frühstück rund eine Stunde gewartet werden. Um die Wirkung nicht zu mindern, darf zudem bis 15 Minuten nach der Anwendung nichts getrunken werden.

Damit sich die Heilkraft des Silberwassers optimal entfaltet, ist es ratsam, dieses für rund 40 Sekunden im Mund zu behalten. Dadurch können sich einige der Silberpartikel in den Schleimhäuten absetzen und so gezielter in den Organismus gelangen.

Im Folgenden nun die Silberwasser-Dosierung je nach Körpergewicht:

- 80 Kilogramm und mehr: 4 Teelöffel pro Anwendung
- 70–80 Kilogramm: 3 Teelöffel pro Anwendung
- 60–70 Kilogramm: 2,5 Teelöffel pro Anwendung
- 50–60 Kilogramm: 2 Teelöffel pro Anwendung
- 35–50 Kilogramm: 1,5 Teelöffel pro Anwendung
- 12–35 Kilogramm: 1 Teelöffel pro Anwendung
- unter 12 Kilogramm: 0,5 Teelöffel pro Anwendung

Achtung: Diese Dosierungsempfehlung richtet sich nach der gängigen Konzentration, sprich nach Präparaten mit bis zu 25 ppm Nanosilber. Wer höherkonzentriertes kolloidales Silber einnimmt, muss die Dosierung entsprechend reduzieren. Bei 40-ppm-Silberwasser sollte die eben aufgezählte Dosis halbiert werden.

Des Weiteren sollten bei der Einnahme keine Metallteelöffel verwendet werden, da Silber mit diesen reagiert und die Wirkung abgeschwächt wird. Am besten eignen sich Plastik-, Glas-, Holz- oder Keramikteelöffel. Wer das Silberwasser äußerlich anwenden will, kann dieses einfach auf die betreffende Hautstelle auftragen. Es verursacht keine Hautreizungen.

Zuletzt noch ein Wort zum Kauf: Hier sollte auf die Qualität geachtet werden. Kolloidales Silber ist zwar bei vielen Internetshops und Online-Apotheken erhältlich, doch nicht jeder Hersteller achtet auf eine hohe Reinheit der Konzentration. An der Klarheit des Wassers lässt sich die Qualität überprüfen. Ist das Wasser trüb, handelt es sich um kein hochwertiges Silberwasser.

Für die Lagerung empfiehlt sich der Kühlschrank oder ein kühler Lagerraum. Wenn das kolloidale Silber in dunklen Flaschen und lichtgeschützt gelagert wird, verlängert sich die Haltbarkeit. Diese beträgt in der Regel zwischen drei und sechs Monate.

10.3 Borax: Seltenes Mineral mit hoher Heilkraft

Borax ist ein seltenes, farbloses (manchmal weißes) Mineral, welches den Boraten zugeordnet wird. Borate sind Salze der Borsäuren. Dabei handelt es sich um einfache Sauerstoffsäuren des chemischen Elements Bor. Bor besitzt eine hohe Zugfestigkeit und Härte. Die wissenschaftliche Bezeichnung von Borax ist Natriumborat. Im Gegensatz zu Bor hat es eine eher weiche Konsistenz; mit dem Fingernagel lassen sich Kerben in das Mineral ritzen. Für die medizinische Anwendung wird Borax zu weißem Pulver vermahlen.

- Borax kommt vor allem in den USA und der Türkei vor. Aber auch in Argentinien und den Nachbarländern Chile und Bolivien gibt es Vorkommnisse. Weitere Länder, in denen Borax abgebaut werden kann, sind unter anderem China, Tibet, Mexiko, Indien und der Iran.

Borax besteht aus zwei Natriumatomen und zehn Molekülen Kristallwasser. Der Kern setzt sich aus vier Bor-Atomen zusammen. Interessanterweise kommt das Mineral auch im menschlichen Körper vor. Es wird über die Nahrung wie Mineralwasser, Kaffee, Bier, Milch,

Käse, vor allem aber durch den Verzehr von pflanzlichen Lebensmitteln aufgenommen, denn Borax steckt in allen Pflanzen. Wer jeden Tag frisches Obst und Gemüse isst, nimmt täglich zwei bis fünf Milligramm Bor ein. Die enthaltene Menge lässt sich nicht genau bestimmen, da der Borgehalt von der Anbaumethode und dem Boden abhängt. Zudem verliert Gemüse durch das Kochen einen Großteil des Minerals. Auch wird die Aufnahme von Bor durch industrielle Lebensmittel, Hülsenfrüchte und Glutenunverträglichkeit blockiert.

10.3.1 Wie reagiert Borax im Körper?

Borax kommt im Magen mit der dort gebildeten Salzsäure in Kontakt. Der Magen bildet daraus Borsäure sowie Natriumchlorid. Was davon nicht benötigt wird, scheidet der Körper automatisch aus, das bedeutet, Borax ist für Menschen ungefährlich. Die Funktionen von Borax sind der Transport von Kalzium in die Knochen und Zähne. Zudem hat Borax die Eigenschaft, den Körper von Giftstoffen zu reinigen. Auch kann es schädigendes Aluminium und andere toxische Verbindungen daran hindern, sich im Körper einzulagern. Zudem wirkt Borax in schwacher Form antibakteriell. Es besitzt desinfizierende Wirkungen und fördert die Aufnahme von Vitamin D, Magnesium, Kalzium und Phosphor. Sobald das Mineral in den Organismus gelangt, verteilt es sich überall. Allerdings findet sich besonders viel Borax in den Nebenschilddrüsen, den Knochen sowie im Zahnschmelz. Das erklärt, warum das Mineral für gesunde Knochen und Gelenke so wichtig ist. Ein Mangel führt langfristig zu Gelenkproblemen und -erkrankungen. Es kann auch zu einer Fehlfunktion der Nebenschilddrüsen kommen, unter anderem schütten diese dann zu viele Hormone aus. Das wiederum hat zur Folge, dass der Kalziumspiegel im Blut ansteigt. Dieser ist unter anderem für die Entstehung von Krankheiten wie Verkalkungen aller Art, Arthrose und Arthritis sowie Zahnschäden verantwortlich.

- Borax sorgt für eine Erhöhung des Testosteronspiegels und Östrogenspiegels.
- Borax hilft dem Körper bei der Umwandlung von Vitamin D.
- Borax sorgt für eine effektivere Einlagerung von Kalzium in Knochen und Zähne.
- Borax kann Herzprobleme und Schuppenflechte positiv beeinflussen.
- Borax stärkt die Sehkraft und das Gedächtnis.
- Borax wirkt tumorhemmend.
- Borax ist ein effektiver Naturwirkstoff, der bei Entzündungen und Osteoporose heilend wirkt.
- Borax verbessert die Motorik und Hirnfunktion.
- Borax hat vorbeugende Eigenschaften.

Eine Unterversorgung von Borax führt unter anderem zu dermatologischen Erkrankungen, hormonellen Störungen, Entzündungen des Darms, Funktionsstörungen von Organen, Blutbildungsstörungen, Osteoporose, Arthritis, Arthrose sowie einer verminderten Funktion des Immunsystems.

10.3.2 Wofür kann Borax angewendet werden?

Borax kann in Tabletten-, Kapsel- oder Pulverform eingenommen oder als Salbe aufgetragen werden und bietet sich für die Linderung und Heilung verschiedenster Erkrankungen an. Am meisten wird Borax allerdings für die Therapie von Entzündungen aller Art, Gelenkproblemen, Arthrose, Arthritis, Osteoporose, offenen Wunden, Geschwüren, Pilzerkrankungen, Nervenbelastungen, Entkalkung, Rheuma, Zahn- und Kieferschädigungen, Schuppenflechte und Alzheimer eingesetzt.

Von Arthrose befallene Gelenke und Knochen enthalten um die Hälfte weniger an Bor als gesunde Gelenke. Durch die Einnahme von Borax lässt sich die Gelenkschmiere verbessern und die Nährstoffversorgung der Gelenke verbessern. Das mindert die Schmerzen und erleichtert Betroffenen das Gehen. Nach einiger Zeit werden die Knochen wieder deutlich belastbarer und härter. Knochenbrüche heilen durch eine Borax-Einnahme in der Hälfte der Zeit aus.

Ältere Patienten, die an Osteoporose leiden, haben das in der Regel einem Bormangel zu verdanken. Durch dieses Krankheitsbild kommt es vermehrt zu Knochenbrüchen. Die Borax-Therapie sorgt für eine verbesserte Knochenqualität. Das gilt auch bei Arthrose, die Gelenke befällt und zu einem Verschleiß führt. Durch die Einnahme des Minerals können die Symptome der Krankheit abgemildert werden.

Borax wirkt sich zudem positiv auf Gehirn und Nerven aus. So zeigte sich, dass durch das Mineral Stress schnell und gezielt abgebaut werden kann. Angst- und Panikzustände sowie Depressionen lassen sich ebenfalls mit Borax abmildern.

Salben, die Bor enthalten, sind in der Regel mit fettender Vaseline vermischt. Sie haben einen zehnprozentigen Gehalt an Borsäure. Diese Salben bieten sich für die äußere Anwendung zur Behandlung von offenen Wunden und Geschwüren an. Akute Verbrennungen können mit Borsalbe schmerzfrei gemacht werden.

- Zur Wirksamkeit von Borax liegen weltweit unzählige Studien, Testergebnisse, Laborberichte und Erfahrungen von Anwendern vor.
- In Europa gilt Borax und Borsäure als reproduktionstoxisch (Fehlbildungen in der Schwangerschaft). Seit 2010 ist es leider in seiner Reinform nicht mehr uneingeschränkt erhältlich.
- In der Schweiz wird Borax weiterhin als Nahrungsmittel verkauft.
- Anwender aus Deutschland können derzeit nur Bortabletten erwerben oder bestellen. Sie enthalten drei Milligramm gebundenes Bor.
- Einige Naturkostläden bieten ebenfalls borhaltige Präparate an.

- Für die Steigerung der Wirksamkeit sollte Borax mit Magnesium kombiniert werden.
- Beim Kauf eines Boraxmittels sollte der Hinweis „99 Prozent rein" ausgewiesen sein.
- Die empfohlene tägliche Aufnahme von Bor aus Nahrungsmitteln liegt bei drei Milligramm täglich. Das gilt auch für die Borax-Einnahme in Form von Tabletten oder Pulver.
- Im akuten Krankheitsfall lässt sich die Dosierung vorübergehend auf fünf bis zehn Milligramm erhöhen.
- Bei chronischen Erkrankungen, vor allem bei Osteoporose oder Arthrose, sollte der behandelnde Arzt über die Borax-Dosierung zurate gezogen werden.
- Die Folgen einer zu hohen Borax-Aufnahme können schädlich sein.

Wie bei fast allen Heilmitteln kann es auch bei Borax zu Nebenwirkungen kommen. Eine gängige Reaktion nach den ersten Einnahmen ist die sogenannte Herxheimer-Reaktion. Diese kann bis zu zwei Wochen andauern und verursacht empfundene Krankheitssymptome, stärkere Schmerzen, Krämpfe, Missempfindungen, Nervenstörungen, Taubheitsgefühl sowie Durchblutungsstörungen und Überlastungen des Darms durch abgetötete Gifte und Erreger. Diese unangenehmen Nebeneffekte sind als positiv anzusehen, denn Borax ist, wie bereits erwähnt, ein effektives Fungizid. Sobald diese Eingewöhnungsphase überwunden ist, sollte es zu keinen weiteren Nebenwirkungen kommen. Die Herxheimer-Reaktion äußert sich bei jedem Menschen anders. Manche Anwender erleiden kaum Nebenwirkungen in der Anfangsphase.

10.4 OPC: Vor allem ein ideales Anti-Aging-Mittel

OPC steht für oligomere Proanthocyanidine, auch oligomere Procyanidine. Das sind natürliche Stoffe, die in Pflanzen vorkommen. Sie gehören zur Gruppe der Flavanole (sekundären Pflanzenstoffe). In der Regel handelt es sich bei diesen Stoffen um Dimere und Trimere. Zu finden sind OPC in Blüten, Kernen (vor allem Traubenkernen), Schalen, roter Haut von Obst, Blättern, Hölzern, Rindenextrakten sowie Rot- und Weißwein. Nach ihrer Entdeckung im Jahr 1948 fanden Forscher heraus, dass die OPC viele Heileigenschaften besitzen. Vor allem wirken die Stoffe antioxidativ und entzündungshemmend. In der Medizin wird hauptsächlich auf OPC aus Traubenkernextrakt zurückgegriffen. Wer sich nach OPC im Handel umsieht, wird deshalb häufig auf Traubenkernextrakt stoßen. Das Interesse der Wissenschaftler an den wirksamen Pflanzenstoffen ist groß. Viele Studien widmeten sich OPC. Bekannt ist, dass die Stoffe wie auch andere sekundäre Pflanzenstoffe zu den wichtigen Vitalstoffen für den menschlichen Körper gehören. Verschiedene Studienergebnisse zeigen, dass OPC den Antioxidantienspiegel im Blut erhöhen, freien Radikalen entgegenwirken und Zellschädigungen vorbeugen. Verschiedene Krankheiten können somit verhindert oder zum Stoppen gebracht werden.

Des Weiteren wirken sich OPC positiv auf den Cholesterinspiegel aus. Menschen mit chronischem Bluthochdruck oder Herzkrankheiten können dank dieser sekundären Pflanzenstoffe die Symptome lindern und den Blutfluss verbessern. Auch Bluthochdruck lässt sich durch die Einnahme von OPC verringern. Bei Patienten mit Diabetes kam es außerdem zu einer Verbesserung des Insulinspiegels. Eine amerikanische Studie zu OPC-Kapseln zeigte, dass bei Alzheimerpatienten die Gedächtnisleistung durch eine regelmäßige Anwendung verbessert wird und sich der degenerative Prozess in den Zellen des Gehirns aufhalten lässt.

10.4.1 Die Anwendung von OPC: Welche Krankheiten lassen sich behandeln?

Für den Hausgebrauch lassen sich natürliche OPC-Präparate bei verschiedenen Beschwerden und Krankheiten anwenden. Dazu zählen unter anderem Infektionen, Allergien, Hautprobleme, Augenbeschwerden, PMS, chronische und akute Entzündungen, Bluthochdruck, Herzkrankheiten, Immunsystemschwäche sowie hormonelle Probleme. Die antioxidative Wirkung der sekundären Pflanzenstoffe ist besonders bei der Behandlung von Haut- und Augenproblemen effektiv. Des Weiteren eignet sich OPC ideal zum Schutz und der Prävention von Karies, Herz- und Nervenerkrankungen, Rheuma, Gicht sowie Alterserscheinungen.

Das Anti-Aging-Mittel ist ein optimales Werkzeug gegen schlaffe Haut und Falten. Ohne kosmetische Tricks wird das Hautbild frischer, glatter und jugendlicher. Die Haut strafft sich zudem merklich. Übergewichtige Personen profitieren ebenfalls von den sekundären Pflanzenstoffen. Studien haben gezeigt, dass die Einnahme von OPC den Fettstoffwechsel beschleunigt. Was Augenerkrankungen wie Grauer Star oder Nachtblindheit angeht, scheinen diese sekundären Pflanzenstoffe sehr positive Wirkungen zu erzielen.

10.4.2 Dosierung von OPC

Die empfohlene Tagesdosis für OPC liegt bei 150 bis 300 Milligramm für Erwachsene. Da sich die sekundären Pflanzenstoffe nur als Tabletten oder in Kapselform einnehmen lassen, sollte beim Kauf auf die Konzentration geachtet werden. In den meisten Fällen beträgt der OPC-Gehalt in den Nahrungsergänzungsmitteln aber nicht mehr als 300 Milligramm.

In Studien wurde festgestellt, dass die Wirkung bei jedem Menschen anders ist und durch den eigenen Stoffwechsel beeinflusst wird. Die empfohlene Tagesdosis sollte deshalb nicht überschritten werden. Nur, wenn Rücksprache mit einem Arzt gehalten wird und dieser aufgrund einer Therapiemaßnahme die Dosis erhöht, ist das in Ordnung. Hier kann es sein, dass der Arzt sogar bis zu 400 Milligramm täglich für die Therapie verschreibt.

Übrigens: Wer OPC vorbeugend einnehmen will und keine akute Erkrankung behandeln möchte, sollte langfristig eine Dosis von zwei Milligramm pro Kilogramm Körpergewicht kalkulieren, sprich, die Dosierung zur Prävention entspricht bei einer Frau mit einem Gewicht von 60 Kilogramm: 60 x 2 = 120 Milligramm täglich.

- Die OPC-Kapseln sind übrigens auch in Verbindung mit anderen Inhaltsstoffen erhältlich. Meistens werden die sekundären Pflanzenstoffe mit Vitamin A, C und E vermischt, da OPC die Aufnahme und Wirkung dieser Vitamine verstärkt.
- Wer eine Traubenallergie hat, sollte OPC nicht einnehmen.
- Außerdem ist OPC nicht für Menschen geeignet, die Medikamente für die Blutverdünnung einnehmen müssen. Durch OPC wird der Effekt der Blutverdünnung verstärkt.
- Die Einnahme sollte auf nüchternen Magen, aber mit viel Flüssigkeit erfolgen.

Nebenwirkungen gibt es bei der OPC-Anwendung nicht. Die sekundären Pflanzenstoffe sind frei von sämtlichen Nebenwirkungen. Wichtig ist, dass es zu keiner Überdosierung kommt und die empfohlene Tagesdosis eingehalten wird. In der Regel erfolgt die Wirkung recht schnell. Nach rund 45 Minuten hat OPC den Blutkreislauf erreicht.

10.5 Schüßler-Salze: Das passende Mineralsalz für jede Beschwerde

Schüßler-Salze sind mittlerweile in vielen Hausapotheken zu finden. Ihre gesundheitsfördernde Wirkung ist auch in der Schulmedizin anerkannt. Die Mineralsalze lassen sich für unterschiedliche Zwecke verwenden. Sie werden als kleine weiße Pillen hergestellt und für jede akute oder chronische Krankheit oder Therapie eignen sich eines oder mehrere der Mineralsalze.

Entdeckt wurden die Mineralsalze von Dr. Wilhelm Heinrich Schüßler. Der deutsche Begründer der Biochemie verstarb vor rund 130 Jahren und arbeitete zeitlebens als praktischer Arzt, Geburtshelfer und Homöopath. Das von ihm entwickelte Heilverfahren der Schüßler-Salze verfolgt das Ziel, die Homöopathie für Anwender einfacher zu gestalten. Seine übersichtliche Heilmethode mit verschiedenen lebensnotwendigen Mineralsalzen bewährt sich bis heute. Sie basiert auf der Idee, dass jede Erkrankung auf einer negativ veränderten Zelle basiert. Bei seiner Forschung entdeckte Dr. Schüßler, dass Körperzellen gestört werden, sobald es zu einem Mangel an anorganischen Salzen und Mineralstoffen kommt. Daraus entwickelte der Arzt vier Grundsätze:

- Gesundheitliche Beschwerden und Krankheiten lassen sich auf einen Mangel an essenziellen Mineralstoffen zurückführen.
- Die Einnahme fehlender Salze/Mineralien führt zu einer Heilung der Beschwerden und Regeneration der Zellen.
- Die Dosierung muss in kleinsten Mengen erfolgen, damit diese von den Zellen aufgenommen werden kann.
- Die Mineralstoffe müssen verdünnt eingenommen werden. Nur so werden diese optimal über die Schleimhäute aufgenommen.

Dr. Schüßler hat zwölf für den menschlichen Organismus wichtige Salze ausfindig gemacht. Bei einer Funktionsstörung liegen also Aufnahmestörungen oder ein Mangel vor. Diese zwölf als Basissalze bezeichneten Mineralstoffe wurden nach dem Tod von Dr. Schüßler um weitere Ergänzungssalze erweitert. Zunächst aber zu den zwölf Basissalzen und ihrer Wirkung.

Nachfolgend eine Auflistung der zwölf Basissalze. Sie alle haben eine zugeordnete Nummer:

- Nummer 1, Calcium fluoratum: Dieses Salz kommt in der Haut, den Knochen, Gelenken, dem Bindegewebe und den Gefäßen vor. Es heilt und schützt somit Haut-, Gewebe- und Knochenbeschwerden.
- Nummer 2, Calcium phosphoricum: Dieses Salz findet sich in Knochen, Zähnen und Zellen. Es wird bei Schlafstörungen, Blähungen, Koliken und Stillproblemen empfohlen.
- Nummer 3, Ferrum phosphoricum: Dieses Salz wird für den Stoffwechsel und das Immunsystem benötigt. Es gilt als das

Erste-Hilfe-Mittel bei Erkrankungen im Frühstadium. Auch bei Hautproblemen ist dieses Salz hilfreich.

- Nummer 4, Kalium chloratum: Dieses Salz findet sich in den Schleimhäuten, Drüsen sowie im Blut. Es ist für einen funktionierenden Blutkreislauf unabdingbar und wird für die Gewichtsreduktion und das Entgiften empfohlen.
- Nummer 5, Kalium phosphoricum: Dieses Salz sorgt für eine gesunde Funktion der Nerven und wirkt sich positiv auf die psychische Gesundheit aus. Es wird bei Schwäche, Fieber, geistiger Überlastung und Stress empfohlen.
- Nummer 6, Kalium sulfuricum: Dieses Salz ist für die Reizübermittlung der Nerven verantwortlich. Es wird zum Entgiften, bei Trägheit und bei Stoffwechselstörungen empfohlen.
- Nummer 7, Magnesium phosphoricum: Ein Salz für die Muskel- und Nervenfunktion und das reibungslose Ablaufen der Muskulatur. Es wird bei Verstopfung und Blähungen empfohlen.
- Nummer 8, Natrium chloratum: Dieses Salz ist am Flüssigkeitshaushalt beteiligt und stellt ein sehr wichtiges Element für den Körper dar. Die Anwendung eignet sich für die Regulierung des Wasserhaushalts.
- Nummer 9, Natrium phosphoricum: Das Salz für die Säure-Basen-Balance verhindert schwerwiegende Erkrankungen. Es wird für die Gewichtsreduktion und bei Übersäuerung empfohlen.
- Nummer 10, Natrium sulfuricum: Dieses Salz wird bei der Ausleitung von Giftstoffen benötigt und für die Gewichtsreduktion, bei Stoffwechselstörungen und zum Entgiften empfohlen.
- Nummer 11, Silicea: Ein Salz, das für das Bindegewebe und die Erhaltung der Haut von Bedeutung ist. Es wird für die Stärkung des Bindegewebes sowie für gute Haut, Haare und Nägel empfohlen.
- Nummer 12, Calcium sulfuricum: Dieses Salz wird für Gelenke und die Knorpelfunktion sowie deren Dynamik

benötigt und ist für den Bewegungsapparat von großer Wichtigkeit.

Natürlich gibt es noch weitere Anwendungsbeispiele für die Basissalze. Die eben genannten Beispiele stellen nur die wichtigsten Anwendungen dar. Die Ergänzungssalze werden an dieser Stelle nicht beschrieben. Das würde den Rahmen des Buches sprengen. Man sollte aber wissen, dass es noch weitere 15 Salze für unterschiedliche Behandlungen gibt, wenn die ersten zwölf Basissalze nicht ausreichen. Die Mineralsalze werden nie in direkter Form verabreicht, sondern immer verdünnt und potenziert. Das heißt, die Salze sollen eine niedrige Potenz (hohe Verdünnung) haben, um eine große Wirkung zu erzielen.

Schüßler-Salze: Funktion und Tipps für die Anwendung

Die Schüßler-Salze üben ihre Funktion aus, indem sie über die Schleimhaut ins Blut gelangen. Von dort aus können sie die jeweiligen Körperzellen erreichen, für die sie benötigt werden. Jeder kann Schüßler-Salze eigenständig einnehmen, solange die jeweiligen Dosierungsangaben und Empfehlungen beachtet werden. Diese lassen sich in Foren, Büchern und Ratgebern nachlesen. Zudem ist es sinnvoll, vor der ersten Einnahme einen Homöopathen aufzusuchen. Er stellt den jeweiligen Mineralmangel nach einer Körperanalyse fest und gibt Tipps für die Einnahme.

- Generell hängen Einnahme und Dosierung von der Art der Krankheit, ob chronisch oder akut, und den jeweiligen Beschwerden ab. Das Alter spielt ebenfalls eine Rolle. Für Kinder und Kleinkinder gelten andere Dosierungen als für Erwachsene.
- Eine Überdosierung mit den Schüßler-Salzen ist schwer möglich. Erst ab circa 30 Tabletten pro Tag kann es zu Überreaktionen wie Durchfall kommen.
- Die Empfehlung von Dr. Schüssler ist: Die tägliche Dosis sollte zehn Tabletten nicht überschreiten.

- Die Schüßler-Salze-Dosierung laut dem Bundesinstitut für Arzneimittel und Medizinprodukte besagt: höchstens sechs Tabletten am Tag. Die Einnahme soll so lange fortgeführt werden, bis eine Linderung/Besserung eintritt. Bei akuten Erkrankungen wird geraten, alle 30 bis 60 Minuten eine Tablette einzunehmen. Die maximale Grenze von sechs Tabletten täglich darf aber nicht überschritten werden.

- Bei chronischen Beschwerden ist laut dem Bundesinstitut für Arzneimittel die tägliche Dosis auf maximal drei Tabletten einzuschränken.

- Sobald eine Besserung der Beschwerden eintritt, ist die Tabletteneinnahme zu reduzieren oder zu stoppen.

- Eine Verbesserung der Symptome tritt in der Regel rund zwei Stunden nach der ersten Einnahme ein.

- Bei chronischen Erkrankungen sollten Patienten ein Schmerztagebuch führen, um die Behandlung darüber zu kontrollieren und gegebenenfalls anzupassen.

- Eine Therapie mit Schüßler-Salzen ist problemlos über mehrere Monate hinweg möglich.

- Bei starken akuten Beschwerden und Schmerzen wird oft die „heiße 7" empfohlen. Dabei handelt es sich um eine besondere Einnahmeform von zehn Tabletten der Nummer 7 (Magnesium phosphoricum), die in heißem und abgekochtem Wasser gelöst werden. Diese Lösung kann dann anschließend getrunken werden.

Zum Schluss noch ein paar allgemeine Tipps zur Anwendung der Schüßler-Salze. Die Salze sollten immer mit Wasser eingenommen werden und bis zu einer Minute im Mund verbleiben, damit sich die Mineralien über die Schleimhäute in den Blutkreislauf verbreiten können. Zum Trinken wird zu warmem Wasser geraten, das zuvor abgekocht wurde. Bester Zeitpunkt der Einnahme ist nach dem Essen. Wie bei anderen Mineralien auch, sollten die Schüßler-Salze nicht mit Metall in Berührung kommen. Deshalb bitte keine Metalllöffel verwenden. Wer keine Tabletten/Kugeln einnehmen will, kann sich die Schüßler-Salze (Basissalze 1–12) in Form von Salben holen. Diese sind in jeder Apotheke erhältlich. Die Salben eignen sich zudem hervorragend für die Behandlung von Muskel- und Gelenkbeschwerden.

Wichtig: Eine Behandlung mit Schüßler-Salzen kann mit oder ohne ärztliche Diagnose erfolgen. Die Einnahme sollte bei schweren Erkrankungen aber keine anderen verschriebenen Medikamente ersetzen. In diesen Fällen lassen sie sich unterstützend einnehmen. Bei Tumorerkrankungen, psychischen Störungen und anderen schweren Erkrankungen sollte die Einnahme zuvor mit einem Spezialisten besprochen werden. Die Anwendungsmöglichkeiten der Schüßler-Salze sind sehr vielseitig. Die Liste an Beispielen ließe sich an dieser Stelle noch umfangreich weiterführen.

Schlusswort

Viele Menschen haben große Schwierigkeiten, ihre Beschwerden und Krankheiten zu heilen. Die Schulmedizin versagt oft. Besonders bei der Behandlung und Linderung von Schmerzen kommen herkömmliche Arzneimittel an ihre Grenzen. DMSO kann hier helfen. Ohne schwere Nebenwirkungen zeigt das natürliche Heilmittel vielfältige Heilwirkungen. Da es einfach und sicher in der Anwendung ist, spricht nichts dagegen, es einmal auszuprobieren.

DMSO hat vielen Patienten bereits effektiv geholfen und deren Lebensqualität verbessert. Natürlich muss jeder seine eigenen Erfahrungen machen, doch wenn es um die Gesundheit geht, dürfte dieses Buch helfen, um mit DMSO zu starten. Das Therapiemittel hilft gegen vielerlei Beschwerden und ist frei verkäuflich. Die Einnahme kann viel Positives bewirken, selbst bei schweren chronischen Krankheiten.

Verweise und weitere Literatur

Bundesinstitut für Arzneimittel und Medizinprodukte, Arzneibuch nach § 55 AMG, (2021), https://www.bfarm.de/DE/Arzneimittel/ Arzneimittelzulassung/ZulassungsrelevanteThemen/Arzneibuch/ Arzneibuecher/_node.html, abgerufen am (26.04.2021)

Dr. rer. nat. Hartmut P. A. Fischer, Das DMSO-Handbuch – Verborgenes Heilwissen aus der Natur, Das neue umfassende Grundlagenwerk zu DMSO, Daniel-Peter-Verlag, (2020)

Medizin transparent: Hilft MSM bei Arthrose? (2016), https://www. medizin-transparent.at/fragliche-wirkung-von-nahrungsergaenzungs-mittel-msm, abgerufen am 26.04.2021

National Center for Complementary and Integrative Health (NIH): Dimethyl Sulfoxide (DMSO) and Methylsulfonylmethane (MSM) for Osteoarthritis. (24.09.2017)

Gute Pillen schlechte Pillen, Heft (2/2013)

Dr. med. Antje Oswald, Das CDL-Handbuch – Gesundheit in eigener Verantwortung, 2. Auflage, (2016)

Dr. Frank Liebke, „MSM – eine Supersubstanz der Natur", VAK Verlag, 12. Auflage (2014)

Evelyne Laye, DMSO – Die erstaunliche Heilkraft aus der Natur, (4. Juli 2017), Badebaum Verlag, 3. Edition

Russo MA, Santarelli DM; A novel compound analgesic cream (ketamine, pentoxifylline, clonidine, DMSO) for complex regional pain syndrome patients. World institute of pain, (2015).

Protection of the ischemic heart with DMSO alone or DMSO with hydrogen peroxide. Von J.W. Finney, H.C. Urschel, G. A. Balla und anderen. Annals of the New York Academie of Sciences, (1967).

EFSA (2010) Scientific Opinion on the substantiation of health claims related to Methylsulphonylmethane (MSM); EFSA Journal (2010)

Barrager E et al, "A multicentered, open-label trial on the safety and efficacy of methylsulfonylmethane in the treatment of seasonal allergic rhinitis", J. Altern Complement Med, (April 2002)

„Allergische Rhinitis plagt Betroffene oft das ganze Jahr", Ärzte Zeitung, (Juni 2005)

Patrick McGean, "The Live Blood and Cellular Matrix Study", (1999), https://sulfurhealth.com/cellular-matrix-study/, abgerufen am (27.04.2021)

Linda Weimer, Oregon Health & Science University, Interview mit Dr. Jacob über DMSO (auf Englisch), (1998) https://scholararchive.ohsu.edu/downloads/r207tp59t?locale=en, abgerufen am (27.04.2021)

Jacob SW, Bischel M, Herschler RJ. Dimethyl Sulfoxide (DMSO): A new concept in Pharmacotherapy, Curr Ther Res Clin Exp. (Februar 1964) PMID: 14135298.

Dr. Morton Walker, DMSO Nature's Healer, deutsche Übersetzung, Erstveröffentlichung (1992), https://www.dr-peterklose.de/wp-content/uploads/2012/08/DMSO-Dr.Morton.Walker.pdf

Caputa, Claudio B. and Andre I. Salama. The Amyloid Proteins of Alzheimer's Disease as Potential Targets for Drug Therapy, Microbiology, (1989), https://www.dmso.org/articles/alzheimers/alzheim1. htm, abgerufen am (27.04.2021)

Scripps Research, Jeffery Kelly, PhD, diverse Studien zu DMSO und Alzheimer, https://www.scripps.edu/faculty/kelly/, abgerufen am (27.04.2021)

Goppa, S. A. New Possibilities in the Treatment of Patients with Alzheimer's Disease. Department of Neurology and Neurosurgery, Medical University, Kisheiner, Moldova.

Lorène Penazzia, Julia Lorengela, Frederik Sündermann, Nataliya Golovyashkina StefanMarrea, Chantal M.B. Mathis, Lars Lewe, Johann Roland, Brandt, Lidia Bakota, DMSO modulates CNS function in a preclinical Alzheimer's disease model, (2016), https://www. sciencedirect.com/science/article/pii/S0028390816304749, abgerufen am (27.04.2021)

Julien C, Marcouiller F, Bretteville A, El Khoury NB, Baillargeon J, Hébert SS, et al. (2012) Dimethyl Sulfoxide Induces Both Direct and Indirect Tau Hyperphosphorylation. PLoS ONE 7(6): e40020. https://doi.org/10.1371/journal.pone.0040020

Lorène Penazzia, Julia Lorengela, Frederik Sündermann, Nataliya Golovyashkina StefanMarrea, Chantal M.B. Mathis, Lars Lewe, Johann Roland, Brandt, Lidia Bakota

Archie H. Scott: The DMSO Handbook for Doctors, Herausgeber: iUniverse; Illustrated Edition (8. Juli 2013),

Hill, Robert V. "Dimethyl Sulfoxide in the Treatment of Retinal Disease" Annals of the New York Academy of Sciences, (1975), https:// nyaspubs.onlinelibrary.wiley.com/doi/abs/10.1111/j.1749-6632.1975. tb25391.x,

Sheridan W. Shirley, MD, Bruce H. Stewart, MD, and Simon Mirelman, MD, Dimethyl Sulfoxide in Treatment of Inflammatory Genitourinary Disorders, Departments of Urology, Cleveland Clinic Foundation, (2001), https://www.dmso.org/articles/bladder/pbladder1.htm, abgerufen am (27.04.2021)

Research to prevent Blindness, Webseite: https://www.rpbusa.org/rpb/, abgerufen am (23.02.2021)

Ethan A. Huff, "Organic sulfur crystals are a miracle food that provides amazing health benefits", Natural News, (Juli 2010)

Lim EJ et al, "Methylsulfonylmethane suppresses breast cancer growth by down-regulating STAT3 and STAT5b pathways", PLoS One, (Juli 2012)

Kim YH, "The anti-inflammatory effects of methylsulfonylmethane on lipopolysaccharide-induced inflammatory responses in murine macrophages", Biol Pharm Bull, (April 2009)

Xie Q et al, "Effects of AR7 Joint Complex on arthralgia for patients with osteoarthritis: results of a three-month study in Shanghai, China", Nutr J, (Oktober 2008)

Health Alpen Experts, Wasserstoffperoxid, Borax, MSM, DMSO, Kolloidales Silber und Schüssler Salze, 1. Auflage, ASIN: B07WH1SZN7; Gelesen (2021)

Usha PR et al, "Randomised, Double-Blind, Parallel, Placebo-Controlled Study of Oral Glucosamine, Methylsulfonylmethane and their Combination in Osteoarthritis", Clin Drug Invest, (Juni 2004)

Kim LS, "Efficacy of methylsulfonylmethane (MSM) in osteoarthritis pain of the knee: a pilot clinical trial", Osteoarthritis Cartilage, (März 2006)

Kalman DS, "Influence of methylsulfonylmethane on markers of exercise recovery and performance in healthy men: a pilot study", J Int Soc Sports Nutr, (September 2012)

Orekhov AN, Sobenin IA, Korneev NV, Kirichenko TV, Myasoedova VA, Melnichenko AA, Balcells M, Edelman ER, Bobryshev YV. Anti-atherosclerotic therapy based on botanicals. Recent Pat Cardiovasc Drug Discov. (April 2013), doi: 10.2174/18722083113079990008. PMID: 23176379; PMCID: PMC4637943.

Preuss HG, Wallerstedt D, Talpur N, Tutuncuoglu SO, Echard B, Myers A, Bui M, Bagchi D. Effects of niacin-bound chromium and grape seed proanthocyanidin extract on the lipid profile of hyper-cholesterolemic subjects: a pilot study. J Med. (2000) ;31(5-6):227-46. PMID: 11508317.

M. Robinson, B. Lu, I. Edirisinghe and C.T. Kappagoda, Effect of Grape Seed Extract on Blood Pressure in Subjects with Pre-Hypertension, Journal of Pharmacy and Nutrition Sciences, (2012)

Bagchi, Debasis, et al. „Free radicals and grape seed proanthocyanidin extract: importance in human health and disease prevention." Toxicology 148.2-3 (2000): 187-197.

Schüßler Salze Portal, (2021), https://www.schuessler-salze-portal.de/, aufgerufen am (23.02.2021)

Schüßler Salze, Theorie und Praxis, https://www.deutsche-apotheker-zeitung.de/daz-az/2015/daz-31-2015/theorie-und-praxis, aufgerufen am (23.02.2021)

Garrido, J.C., and R.E. Lagos. "Dimethyl Sulfoxide Therapy as Toxicity-Reducing Agent and Potentiator of Cyclophosphamide in the Treatment of Different Types of cancer," Ann. N.Y. Acad. Sci., 245:412-420, 1975.

CPSIA information can be obtained
at www.ICGtesting.com
Printed in the USA
LVHW011723230821
695895LV00003B/329

9 781647 802592